Ingrid Theißen

Ein neues Leben mit Haut & Haaren

Nutzen Sie das Wissen einer Biofriseurin

//////////////////////////////////// SILBERSCHNUR ❦ VERLAG

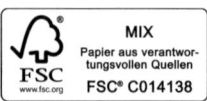

Copyright © 2014 Verlag »Die Silberschnur« GmbH

ISBN: 978-3-89845-455-1

1. Auflage 2014

Gestaltung & Satz: XPresentation, Güllesheim
Umschlaggestaltung: XPresentation, Güllesheim; unter Verwendung eines Motivs von
© Pim, www.shutterstock.com
Druck: Finidr, s.r.o. Cesky Tesin

Verlag »Die Silberschnur« GmbH
Steinstraße 1 · D-56593 Güllesheim
www.silberschnur.de · E-Mail: info@silberschnur.de

Inhaltsübersicht

Biofriseurin

Als Biofriseurin setz' ich mich ein,
es geht nicht nur um schönen Schein.

Die Natur hat sich schon was gedacht,
dass sie dich – wie du bist – gemacht.

Soll dein Leben dir gelingen,
im Handeln, Denken, allen Dingen,
lohnt es sich, präzis zu sein
und sich an seinem Naturell zu freun.

Mit wenigem an den richtigen Stellen
gelingt dies in den meisten Fällen!

Stärkend, strahlend und auch schön
werden all die Seiten gesehen.

Denke bitte stets daran:
Lass das Gute an dich ran!

Ingrid Theißen

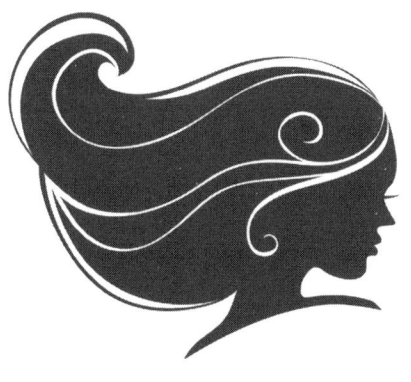

1.
Vorwort

Ein Friseurbesuch ist mitunter nicht mehr als eine Dienstleistung. Der Kunde sagt, was er will - und bekommt genau das. Von einer qualifizierten Fachkraft oder einem Team versierter Mitarbeiterinnen und Mitarbeiter ausgeführt, handwerklich perfekt und chemisch unterstützt. Die Haare liegen gut - auf dem Kopf ist augenscheinlich alles in bester Ordnung.

Seit einiger Zeit bildet sich neben dem traditionellen Handwerk ein neuer Zweig anders denkender und handelnder Friseure heraus. Der Besuch beim Biofriseur kann daher über die vordergründige Dienstleistung weit hinausgehen. In einer konsequent biologisch ausgerichteten Haarpraxis etwa kommt der Friseurbesuch einem Kurzurlaub mit Erholungswert schon recht nahe. Charakteristisch für diesen Ansatz sind geschmackvoll gestaltete Räume, die nicht nur auf Funktionalität ausgerichtet sind, ein Ambiente, das einen Kontrapunkt zum Alltag setzt, und Einzeltermine, die strukturiert ganzheitlich in die Tiefe gehen können. Ein weiteres wesentliches Merkmal ist die konsequente und ausschließliche Arbeit mit Pflanzenfarben. Dies braucht eine eingehende Beratung und Information des Kunden. Gleichzeitig kann dadurch die Voraussetzung für eine tiefe Entspannung des Kunden geschaffen werden.

Somit ist auch Gelegenheit gegeben, mehr in den Blick zu nehmen als nur die Haare. Also nicht nur zu schauen, was sich auf dem Kopf abspielt, sondern auch zu fragen, was innerlich passiert.

In diesem Buch geht es um Haare, natürlich.

Es betrachtet die Wechselwirkungen zwischen inneren Einstellungen und Glaubenssätzen sowie der Herzensbildung und dem äußeren Erscheinungsbild. Es handelt von Schönheit und von Werten, von Schattenseiten und von Möglichkeiten, über das Haar sich selbst anders zu sehen.

Die Hintergründe für Entscheidungen bezüglich der Frisur, Haarpflege, -farbe und des Haarschnitts sind individuell sehr verschieden und stellen eine Mischung innerer und äußerer Einflüsse dar. Dieses Buch erzählt daher von Menschen. Es schildert Lebensgeschichten und auch Schicksale. Es wendet sich an Menschen, die mehr persönlichen Gewinn wünschen, die neue Zusammenhänge zwischen ihren Haaren und ihrem Wesen erkennen möchten. Die ihren eigenen natürlichen Stil haben und die mitunter ganz neue Richtungen finden. Die ihre Haare und sich selbst nicht mehr verdrehen – lassen! – wollen. Die ihr Leben leben und dabei ihre Herzensbildung einbeziehen wollen. Die unbedingt ja sagen zu sich und zu einem eigenen, selbstbestimmten Leben mit Haut und Haaren! Gerade weil sie wissen, dass sie im Leben Federn lassen. Die deshalb bereit sind, ihre Wünsche und Bedürfnisse, also das Ergebnis, im Vorfeld erst einmal loszulassen.

Zeitbewusst, effizient, sozialgesund, zufrieden und wirtschaftlich erfolgreich zu sein oder den Weg dahin zu finden und es dann auch dauerhaft zu bleiben, das erfordert eine Vielzahl unterschiedlicher Kompetenzen. Darüber wächst nicht selten so manches graue Haar. Es bedarf daher der permanenten Aufmerksamkeit und Achtsamkeit, um die persönliche, soziale, familiäre, berufliche und wirtschaftliche Weiterentwicklung im Blick zu behalten.

Die Erfüllung all dieser Aufgaben und Verpflichtungen sowie die kontinuierliche Verfolgung dieser Zielsetzungen können mit einer professionellen Vorbereitung und einer bewussten, achtsamen Vorgehensweise selbstverständlich auch entlastend geschehen. Das

Streben nach Ganzheitlichkeit und das Bewahren der Qualitäten zeigt sich dann in einem gesunden, strahlenden Aussehen und einem guten persönlichen sozialen Netzwerk.

Dieses Buch richtet sich insbesondere an Menschen, die als Folge einer Doppel- oder Dreifachbelastung mit verschiedenen Reaktionen ihrer Haare und ihrer Haut zu kämpfen haben. In ihren unterschiedlichen Rollen als Ehemann oder -frau, Sohn, Tochter, Geschäftspartner/in, Nachbar/in, Kollege/in und so weiter wird ihnen jeden Tag aufs Neue eine Menge abverlangt. Das alles kostet Energie. Gebe ich zu viel Energie ab, wird dies bald sichtbar. Im Gesicht zeigt sich Abgespanntheit, die Haare werden kraftlos. Andere Reaktionen – etwa Haarausfall, Schuppenflechte, zu fettiger Haaransatz oder unreine Haut – sind sehr deutliche Zeichen dafür, dass ein Ungleichgewicht im Körper entsteht oder bereits entstanden ist. Dann heißt es handeln und etwas ändern, bei manchen grundsätzlich!

Oft tragen auch unzureichende oder überzogene Pflege, falsche Ernährung und falsche Essenszeiten wie auch die Hektik des Alltags dazu bei, dass sich die Haare wehren und sich folglich in einem höchst unbefriedigenden Zustand befinden. Insbesondere Frauen, die einen hohen Anspruch an sich selbst und andere haben, auch an ihr Aussehen und Ansehen und ihre Stellung in der Gesellschaft, zahlen dafür meist einen hohen Preis. Der Wunsch, auch in der Partnerschaft oder als Alleinstehende, mit und ohne Nachwuchs, gesehen, anerkannt und akzeptiert zu werden, ist groß.

Im Businesskontext wird es eigenverantwortlicher und immer selbstbestimmter zugehen. Gutes soziales Ansehen ist nach wie vor hoch eingestuft, und Menschen leisten eine Menge dafür. Es ist erwiesen, dass Menschen mit gutem Aussehen mehr und schneller Erfolg haben. Ebenso ist es kein Geheimnis, dass Frauen mehr arbeiten müssen, um erfolgreich zu sein oder zu bleiben. Manche

Menschen wundern sich dann, wenn ihre Haare nur noch herunterhängen und die Kraft schwindet!

Jetzt brauchen die Reserven Unterstützung. Vieles staut sich auf und will erledigt werden. Doch wie? Viele Menschen haben grundsätzlich die Möglichkeit, Entscheidungen zu treffen, also auch eine gute Struktur aufzubauen, ein Häppchen Humor zu kultivieren, Selbstvertrauen zu erlangen und regelmäßig etwas Chaos zuzulassen.

Ein Schlüssel dazu heißt Flexicurity. Zusammengesetzt aus den englischen Wörtern *flexibility* und *security* besagt dies, auf der einen Seite flexibel genug zu sein und auf der anderen Seite die Sicherheit in sich selbst zu haben. Eine Flexibilität also, die mir nicht aufgezwungen wird, sondern aus mir heraus kommt und mir gleichzeitig Selbstsicherheit gibt. Das beinhaltet auch, dass ich meine Grenzen kenne und achte. Die Haare und ihre Nebenschauplätze sind hierfür das denkbar beste Beispiel. Denn nichts am menschlichen Körper ist so flexibel wie die Haare. Die Sicherheit, dass sie beständig nachwachsen, ist in jedem gesunden Menschen angelegt. Übertragen Sie das einmal auf Ihre Lebenssituation! Von innen nach außen und von außen nach innen ...

Wer die natürliche Schönheit akzeptiert und der Entwicklung von Körper, Geist und Seele dem jeweiligen Lebensabschnitt gemäß respektvoll begegnet, hat gute Chancen, stets über eine ausgeglichene und freundliche Ausstrahlung zu verfügen. Dazu gehört untrennbar, in Dankbarkeit zu leben und vergeben zu können.

Seit 1998 arbeite ich erfolgreich als Biofriseurin, seit 2002 bin ich zudem als Persönlichkeitsberaterin tätig. Ich bin kein Arzt oder Therapeut, meine Behandlungen sind weder Psychotherapie noch Psychoanalyse oder dergleichen. Bei gesundheitlichen Beschwerden verweise ich stets an Ärzte, Heilpraktiker oder Therapeuten.

In diesem Buch erfahren Sie, welche Lebensgeschichten die Haare – auch Ihre Haare – erzählen. Sie werden staunen, wie sich Wesentliches aus den Haaren ablesen lässt und auch behandelt werden kann.

Alle Geschichten sind mir in meiner langjährigen Praxis tatsächlich begegnet. Für dieses Buch habe ich persönliche Eigenschaften und Namen allerdings frei erfunden und die Geschichten in sich vertauscht. Ähnlichkeiten mit realen Personen wären also zufällig.

Die geschilderten Probleme, angerissenen Fragestellungen und Herangehensweisen vertiefe ich anschließend in einem fachlich-theoretischen Teil. Darin erläutere ich meine Methode der ganzheitlichen und nachhaltigen Haarbehandlung und meine Philosophie als Biofriseurin und Persönlichkeitscoach.

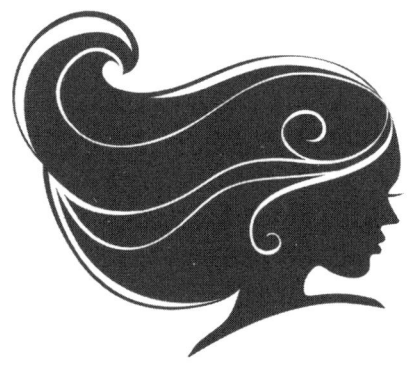

2.
Haarige Storys
mitten aus dem Leben

Lösungsorientiertes über die Haare hinaus!

Haare gelten seit jeher als Symbol für Macht, Freiheit, Kraft und Energie. Auch unsere Vorstellungen von Schönheit und Anziehung hängen vielfach unmittelbar mit den Haaren zusammen.

In der Integralen Arbeit wird deutlich, dass die innere Haltung zu den Haaren wesentlich deren tatsächliche Erscheinungsweise und Aussehen beeinflusst. Denn was sich auf dem Kopf äußerlich darstellt, ist das Resultat einer Wechselwirkung zwischen innerer Haltung und praktiziertem Handeln. Letztendlich wirkt dies bis auf die Persönlichkeit.

Selbstverständlich beeinflussen auch die handwerkliche Arbeit des Friseurs und seine Einstellung zu seinem Beruf und dem jeweiligen Kunden maßgeblich die Kopfarbeit. Um sich vollständig einem Kunden widmen und sich hundertprozentig auf ihn und seine Anliegen konzentrieren zu können, sind daher ausschließlich Einzeltermine empfehlenswert.

Jede Kundin und jeder Kunde bringt schließlich seine individuellen Wünsche und Erwartungen mit und möchte auf seine eigene Art gesehen werden. Bevor ich überhaupt irgendetwas mache, ist es mir daher wichtig zu fragen:

Was wünschen Sie sich von mir für Ihre Haare?

Wie fühlen Sie sich wohl? Wann sind Sie zufrieden oder glücklich mit Ihren Haaren? Wie können Haarschnitt, Haarfärbung und Haarpflege natürlich und ökologisch geschehen? Welche Bedürfnisse stecken hinter den Wünschen der nachhaltig denkenden Kunden und Kundinnen?

Alle meine Beratungen und Haarbehandlungen dienen ausdrücklich einem nachhaltigen, natürlichen Gesamtbild von Haar und Mensch!

Das ist ein Weg, der geprägt ist von der Liebe zum Menschen, der Liebe zum Leben und der Liebe zu den Haaren, von Achtsamkeit, Respekt und auch von Widerständen, Konflikten und dem Mut, immer wieder aufzustehen, sich selbst zu akzeptieren, die Krone (die Haare) neu zu richten und weiterzugehen.

Haare verraten eine ganze Menge. An den Haaren lässt sich viel über die Menschen, ihre Lebensumstände und Eigenschaften ablesen. Die Einstellung der Menschen zu ihren Haaren verrät darüber hinaus eine Menge über ihr Selbstbild, ihre Selbstliebe unbewältigte und bewältigte Krisen und innere Nöte. Es kommt daher darauf an, eine wohlwollende Einordnung vorzunehmen und den Nutzen der Nebenschauplätze im Lebenslauf zu verstehen. Denn immer entsteht in allem eine Wechselwirkung, auch die gelebte oder ungelebte Herzensbildung wird an der Haut und in den Haaren sichtbar.

Menschen jedweden Alters und Aussehens, jeder Körpergröße, Berufssparte, Lebenseinstellung und Überzeugung begegnen mir in meiner Praxis. Stets haben wir ein gemeinsames Ziel: die Haare zu pflegen, zu nähren, sie brillant zu färben und natürlich schön zu schneiden, damit sie im Einklang mit der eigenen Persönlichkeit schwingen können. So ergeben sich eine Vielzahl bereichernder Begegnungen, die für die Kunden und Kundinnen mitunter lange nachklingen und für mich prägend sind.

Die Nonne und der Pony

Schwester Ruth, die mit bürgerlichem Namen Clara heißt, verbrachte über vierzig Jahre im Kloster. Als sie einen Gutschein für einen Besuch bei mir geschenkt bekommt, denkt sie, dieser beinhalte eine übliche Friseurdienstleistung in einem landläufigen Friseurgeschäft. Ihre Haare hat sie bis dato immer wie eine lästige Nebensache behandelt. Daher ist auch ihr Wunsch ganz schlicht: einfach kurz schneiden!

Sie gibt mir den Gutschein. Ich sehe sie an. Sie ist eine unauffällige, aber sehr herzliche Frau. Ihr Körperbau ist kräftig, sie hat gut durchblutete, pausige Wangen. Ihre Augen haben etwas, das mich anrührt. Ich nehme mir Zeit für sie; das löst Freude bei ihr aus. Eine Zeit der Entspannung liegt nun vor ihr, wie sie sie nicht kennt. Ich reiche ihr eine Tasse mit frischem, duftendem Tee, im Hintergrund läuft leise Musik, wir unterhalten uns. Im Laufe dieses Beratungsgesprächs wird deutlich, dass sie immer Ärger mit ihrem Pony hat.

Schon als Pubertierende hat sie sich über diesen Pony geärgert. Eine Seite fällt extrem nach links, die andere Seite extrem nach rechts. In der Mitte des Ponys ist noch ein Haarstrang, der meist länger gelassen wurde und sehr schnell in die Augen fällt. Das übrige Kopfhaar trägt sie kurz - zu kurz, wie ich finde. Denn es betont eher das Rundliche und ist dadurch nicht vorteilhaft für sie.

Die Seiten sind kräftig. Mir scheint, dass diese Frau in ihrem Leben viel gearbeitet hat. Auf meine Frage, ob sie zufrieden ist in ihrem Leben, bekomme ich zunächst keine Antwort. Nach einigem Zögern sagt sie, dass sie gar nichts anderes kenne. Dann beginnt sie zu erzählen.

Im Alter von vierzehn Jahren wird sie von ihrer Familie in ein Kloster gegeben. Sie ist gehorsam und daran gewöhnt, dass ihre Familie bestimmt, was mit ihr geschieht. Zuerst ist sie sogar begeistert. Aber irgendwann stellt sie fest, dass ihr einiges fehlt in ihrem Leben. Dennoch fügt sie sich in ihr Schicksal und akzeptiert, dass es eben nun mal so ist. Unabänderlich.

Sie wird ruhig, während sie erzählt, gerade so, als ob sie weit, weit weg wäre. Um sie wieder ins Hier und Jetzt zu holen und um eine Pause zu machen, frage ich, wie sie ihre Haare außerdem noch geschnitten haben will. Ob es ihr recht ist, wenn ich etwas Leichtigkeit hineinbringe, also ihre Haare so schneide, dass sie luftig fallen können? Über meine Wortwahl freut sich meine Kundin offensichtlich. Ja, das wäre schön!

Und wie weit darf ich mit dem Pony gehen? Darf er mittig kürzer werden? Sofort entfährt ihr ein erschrockenes: "Nein!" In einer beruhigenden Geste lege ich sanft meine Hand auf ihre Schulter und zeige ihr meine rechte Hand.

"Ich habe jetzt keine Schere in der Hand. Wir reden jetzt nur darüber, wie das Haar gleich geschnitten werden könnte, einverstanden?"

Ihr tiefes Einatmen ist deutlich zu hören.

Nach einem Moment frage ich, ob in ihrer Familie irgendetwas verdeckt worden sei.

"Nein, bei uns war alles offen. Ich hatte ein gutes Verhältnis zu meiner Mutter, zu meiner älteren Schwester und auch zu meinem Vater."

Dann erzählt sie, dass ihr Vater während des Krieges in Kriegs-gefangenschaft geraten und in verschiedenen Lagern inhaftiert war. Ihre Mutter musste sehr viel Angst gehabt haben in ihrem Leben. Sie war sehr gläubig und damit beschäftigt, die älteste Tochter durchzubringen. Sie betete oft und viel und meinte es von ganzem Herzen so. Die Verzweiflung wuchs mit der Zeit, die der Vater und Mann im Krieg war. Es waren schlechte Zeiten und ihre Not, als Frau allein ein Kind durchzubringen, war groß. Sie dankte Gott für jeden Tag, den sie gut über die Runden brachte. Sehnlich wünschte sie sich ihren Mann zurück und betete ständig dafür. Und sie gelobte, dass, wenn ihr Mann zurückkäme und sie nochmals eine Tochter gebären würde, sie diese zum Dank in ein Kloster geben wollte.

Von diesen Worten und ihrem ehrlichen Bericht sehr berührt, brauche ich Zeit, um Luft zu holen. Was mich sehr beeindruckt, ist die Art, wie sie diese Geschichte erzählt. Es ist ihre Geschichte. Sie kennt es nicht anders. An ihr haben zwar immer Zweifel genagt, ob es für sie stimmig, ja überhaupt richtig war, im Kloster zu sein. Nur hatte sie ihren Wahrnehmungen nicht getraut.

Ich bitte sie um ihr Einverständnis, sie berühren zu dürfen, erhalte es und lege meine Hand auf ihr Dekolleté. Sie atmet sofort etwas heftiger und kann dann weinen. Sie weint, und ich kann "Steine" fallen hören.

So wie mir hat sie ihre Geschichte noch nie zuvor einem Menschen erzählt, und sie wundert sich, warum sie weint. Denn das kennt sie gar nicht. Weinen ist für sie nicht üblich.

Dann erzählt sie weiter. Ich erfahre, dass sie ein Jahr Auszeit genommen hat, um zu klären, ob das Leben im Orden für sie noch das Richtige ist. Meine Bewunderung für diese Frau und ihren Mut, im Alter von über sechzig Jahren noch einmal etwas Neues anzufangen, wächst. Es ist beachtenswert. Oh, so hat sie das noch gar nicht gesehen. Ich höre, dass sie wirklich fromm war und aus tiefster Überzeugung betete, aber trotzdem wolle sie nicht mehr so gebunden sein wie im Orden. Sie will leben und weiß, dass sie in ihrem Leben viel versäumt hat.

Ich muss auf einmal lachen, denn mir fällt der Film *Sister Act* ein. Sie hat die gleiche Figur wie die Hauptfigur Goldie. Ich frage sie, ob sie Lust habe, etwas auszuprobieren und mit mir nach hinten in den kleinen abgeschirmten Raum zu kommen. Etwas unsicher, aber neugierig folgt sie mir. Mit Achtsamkeit und Verständnis für all ihre Angelegenheiten weiß ich, dass ihr eine schwierige Zeit des Umbruchs bevorstehen wird. Trotzdem frage ich sie, ob sie sich vorstellen könne, ein Bild in sich aufsteigen und eine Phantasie entstehen zu lassen – und wenn sie sich gut fühle, eine paar Schritte mit diesem Bild zu gehen: "Ihr eigener Hintern kratzt mit eigenen Bewegungen eine große Rührschüssel aus."

Es kommt, wie es kommen muss. Wir lachen und fallen uns bei den Versuchen, dieses Bild nachzustellen, in die Arme. Es ist köstlich anzusehen, wie wir uns verrenken und Spaß haben. Natürlich weiß ich, dass ich mich in einem Grenzbereich befinde.

In ihre Wangen ist jetzt wirklich Farbe gekommen, ihre Augen scheinen lebendig zu werden. Noch verhält sie sich zurückhaltend in ihrer Wortwahl. Aber es hat ihr Spaß gemacht, das ist unverkennbar.

Jetzt verrät sie mir, dass sie in eine eigene Wohnung ziehen wird und auch bereits Arbeit gefunden hat. Leben kommt in ihr Gesicht. Ihre Hände werden warm. Das ist bemerkenswert, denn bislang hatte sie immer kalte Hände und Füße.

Sie kommt in Fluss. Es ist Bewegung da und Freude. Sie tut endlich das, was sie will. Rutscht im Stuhl hin und her und erzählt weiter mit einer positiven Unruhe, die deutlich nach Lebendigkeit strebt.

Noch einmal frage ich sie, ob sie jetzt bereit ist, ein bisschen Stirn zu zeigen. Und auch die Stirn zu bieten, wenn es denn sein muss! Ein leises "Versuchen wir es ..." und ein scheues Lächeln lassen mich starten.

Ich schneide ihren Pony. Sie lässt sich darauf ein, dass er in der Mitte kürzer wird – und somit leichter zu handeln – und die Stirn sichtbarer. Ihr Pony fällt dadurch schließlich viel leichter in die Stirn, die Leichtigkeit und das Luftige im Stirnbereich sind nun deutlich. Sie zeigt nun mehr von sich selbst, wirkt selbstbewusster, ihr Gesichtsausdruck scheint befreit. Mir kommt es vor, als ob sie mit ihren Ponyhaaren auch ihre Trauer bei mir zurücklassen kann. Das war mutig, und ich danke ihr für ihr Vertrauen.

Die Chaotin

Eine große, ausgesprochen hübsche Frau betritt mein Geschäft. Wir begrüßen uns freundlich, ich bitte sie, Platz zu nehmen. Ich nehme ihre Jacke und ihren Schal und bringe beides zur Garderobe. Dabei bemerke ich, dass meine Kundin eine Spur zu unruhig wirkt. So jedenfalls nehme ich sie wahr, denn ihre Mütze will sie noch nicht ablegen.

Kaum, dass sie sich gesetzt und nach einer der wenigen Zeitschriften gegriffen hat, die bei mir ausliegen, springt sie wieder auf, steht unruhig neben mir, lächelt mich an und fragt nach der Toilette. Ich zeige ihr den Weg, bringe eine Tasse Tee und einen Fragebogen an ihren Platz und warte geduldig.

Sie kommt wieder in den Raum. Es ist wunderschön, sie anzusehen. Sie hat etwas von einer Gazelle, wie ich es wahrnehme. Sie springt mehr, als dass sie geht. Unsicherheit macht sich breit, als sie mir gegenübersitzt. Sie zupft an ihrer Mütze und nimmt sie etwas scheu schließlich ab.

Was hervorkommt, sind feine kurze Haare, die eine leichte Bewegung haben und gleichzeitig etwas chaotisch am Kopf liegen. Wohl gepflegt, etwas wirr wie unbeabsichtigt. Ihr Gesicht wirkt, obwohl sie Mitte vierzig ist, kindlich, gerade so, als wisse sie nicht immer, was sie wolle. So erscheint sie einerseits sehr unsicher und zurückhaltend, andererseits fordernd und sich ihrer Schönheit durchaus bewusst.

Was ich denn für sie tun könne, lautet meine Eröffnungsfrage. "Ach, eigentlich nichts."

Sie habe von mir gehört und wolle mich ausprobieren. Ich spreche sie auf ihre kurzen Haare an.

"Das steht mir gut!", kommt ihre prompte Antwort.

Aber eigentlich doch nicht. Die Wirbel, die ihre Haare gegeneinanderstoßen, gehen ihr schon auf die Nerven. Nicht immer, aber manchmal. So ist sie hin- und hergerissen zwischen "Ja, ich will etwas ändern!" und "Nein, es ist alles in Ordnung!".

Ihre Wirbel will ich mir gerne etwas genauer anschauen. Sie fallen gegeneinander, und es gibt reichlich davon, am Vorderkopf wie auch am Hinterkopf.

Ich erfahre, dass sie Schauspielerin und Modell war.

"Ahaaaa!" Mehr sage ich nicht. Es passt.

Dann frage ich sie, ob es zutrifft, dass da schon etwas Chaos bei ihr im Spiel ist. Sie sieht mich an: "Woher wissen Sie das und wie kommen Sie darauf?"

Statt auf ihre Frage zu antworten, mache ich einfach weiter.

"Kann es sein, dass Sie nicht nur im Beruf spielen? Spielen Sie auch in anderen Situationen, auch in solchen, die Ihnen wichtig sind? Und ärgern Sie sich anschließend darüber? So, dass Sie nach dem von Ihnen selbst initiierten Chaos das Nachsehen haben? Kann es sein, dass Sie unruhig sind, dass Sie viele Talente haben und doch nicht wirklich zum Erfolg kommen?"

Sie sieht mich an, ein einziges großes Fragezeichen. Aber sie bleibt stumm. Keine Antwort.

Dann beginnt sie zu erzählen, und ich höre Geschichten. Geschichten darüber, wie sie sich verrannt hat und viele Ideen hatte, die sie nicht verwirklichen konnte. Dass sie eben einfach wild kreativ ist und nie einen Abschluss findet. Es kommt ihr so vor, als ob ihre Kraft in viele Richtungen entschwinden würde. Wie unzählige Spuren, die im Sande verlaufen. Denn immer dann, wenn es in die

Nähe eines Abschlusses kommt, läuft sie davon. Sie geht einfach immer weg und versteht es selbst kaum. Es ist eben so.

Von sich selbst überrascht, dies in so kurzer Zeit auf den Punkt gebracht zu haben, sieht sie mich an und fragt, ob ich die Lösung für sie kenne. Das ist bedauerlicherweise nicht der Fall, nie. Denn die Lösung kann immer nur aus der Person selbst heraus kommen. Ich kann lediglich anhand des Seins, mit dem, was ist - dem Körper und der Art, wie jemand redet, seiner Haltung zu seinen Haaren -, Hilfestellung geben, eine Richtung zu finden. Dies kann immer nur Hilfe zur Selbsthilfe sein.

Wie das für sie klinge und ob sie damit etwas anfangen könne, will ich wissen. "Jaja", sagt sie, aber mein Eindruck ist, dass sie sich in Wirklichkeit gerade ins Träumen flüchtet. Sie will noch immer nicht wirklich hinschauen. Ihr Blick verrät mir, dass nicht genug Interesse vorhanden ist, zu wenig Feuer für einen Richtungswechsel. Deshalb gebe ich an dieser Stelle ein klares Stopp. Entweder erfolgt ein eindeutiges Ja mit dem wirklichen Willen, Verantwortung zu übernehmen, oder ein ebenso klares, entschiedenes Nein, was selbstverständlich auch völlig in Ordnung ist. Dann widmen wir uns ausschließlich den Haaren und gut ist.

Ich schlage ihr daher vor, dass wir zunächst nur über die Pflege sprechen und über den Haarschnitt. Währenddessen lade ich sie ein, meine Fragen wirken zu lassen und vor allem: sich selbst die Antwort zu geben.

Ich empfehle für ihr Haar Tonerde. Das bringt mehr natürlichen Stand und Volumen. Gleichzeitig sind auch die Haare etwas williger zu kämmen. Denn beim Kämmen gehen manche Haare bereitwillig mit und ein Teil der Haare dreht sich in andere Richtungen, so wie es ihnen beliebt.

Ich frage sie, ob sie immer wieder an den gleichen Punkt kommt. Beispielsweise wenn sie sich für ein Engagement, eine Arbeit vorstellt, wenn es dabei ganz gut läuft, sie dann aber selbst einen Richtungswechsel vornimmt und anfängt, aus dem Vorstellungsgespräch geistig auszusteigen, sich sozusagen wegträumt. Ja, das kenne sie gut.

Wenn ich zum Schuster gehe, bekomme ich dort keine Brötchen. Auch wenn ich hundertmal dorthin gehe. Wenn ich Brötchen möchte, muss ich zum Bäcker. Wenn das eine nicht klappt, muss ich etwas anderes probieren, sofern ich wirklich möchte, dass es klappt.

"Sehen Sie das auch so?", frage ich nach, um mit ihr in Kontakt zu bleiben. "Was möchten Sie wirklich?"

Sie fängt an zu weinen. Es ist tatsächlich schon sehr häufig der Fall gewesen, dass sie ihre Ziele nicht erreicht hat. Dabei könnte sie doch so viel erreichen! Aber immer wieder hat sie Wege gefunden, um vor sich selbst wegzulaufen.

Es gibt durchaus eine Chance für alle "Chaoten", die mehr Erfolg haben wollen: die Struktur. Die ist nicht leicht zu gewinnen, aber mit einiger Übung ist es machbar.

Die feinen Haare meiner Kundin sind wirklich ein Zeichen von höchster Sensibilität und extremer Kreativität. Natürlich spielen auch andere Faktoren eine Rolle, etwa Körpersprache und Haltung. Mit der weichen, kurzen und frechen Frisur kann ich hier äußerlich eine Struktur bilden und sie bitten, regelmäßig zum Schneiden zu kommen. Die äußere Struktur - jetzt sichtbar durch die Schnittlinien - kann die innere Struktur stärken. Somit werden die Zusammenhänge dargestellt. Immer wieder das Gleiche zu tun, gibt Sicherheit, also alle sechs bis acht Wochen Haare schneiden. Das hört sich unbedeutend an, gibt aber Millionen von Frauen Sicherheit im Aussehen!

Gerade für Chaoten kann es daher äußerst hilfreich sein, eine Ordnung von Außen anzustreben. Klappt dies, empfehle ich, die Strukturen im Leben zu erweitern, beispielsweise regelmäßig drei Mahlzeiten pro Tag zu essen. Das nährt nicht nur, sondern wirkt insgesamt stabilisierend und unterstützend. Schon diese leichte Übung ist für manche nicht einfach. Ich lade meine Kundin ein, ihrem Tag Struktur zu geben und dies auch durchzuhalten. Dabei geht es nicht um Vollkommenheit, sondern um Fortschritt.

Weiterhin ist es wichtig, sich ein Projekt vorzunehmen, durchzuziehen und zu Ende zu bringen. Vorzugsweise kann im Jahrestraining eine rote Linie verfolgt und auch verankert werden. Die Aufgabe besteht immer darin, sich für jeden einzelnen Tag eine Sache konkret vorzunehmen und auch zu erledigen, die weiterbringt. Anschließend ist es bedeutsam, dies anzuerkennen und sich darüber zu freuen. Allein ihre Ausdauer, mit der sie regelmäßig das Jahrestraining besucht, hat ihr einen Erfolg als Schauspielerin in einem festen Ensemble beschert. Überdies trifft sie sich seit drei Monaten mit demselben Mann.

Vom Mauerblümchen zur Abenteurerin

Eine Dame, Mitte fünfzig. Sie trägt geflochtene Zöpfe, macht einen wachen Eindruck, hat aber gleichzeitig etwas sehr Kindliches an sich. Ordentlich aussehen, freundlich sein, nicht auffallen, gerade sitzen und ein braves Mädchen sein – das hat sie offensichtlich gelernt. Denn genau das strahlt sie aus. Sie bittet mich, nur die Spitzen zu schneiden. Die inneren Bilder geben das Äußere wieder. Ich empfehle ihr, ihre Haare ruhig einmal offen zu tragen. Damit habe sie Schwierigkeiten, sagt sie, ich solle bitte wirklich nur die Spitzen schneiden. Sie macht wenig Worte, hält sich mir gegenüber deutlich zurück. Behutsam frage ich sie, ob es sein kann, dass sie manchmal einige Anteile von sich einfach wegschließt, weil diese nicht in die Kategorie "brav, sauber, freundlich" passen.

Ein dickes "Ja" ist die prompte Antwort. Aber was macht sie mit den anderen Anteilen, jenen, die das Wilde, Ungehorsame repräsentieren, die ausprobieren wollen und mitunter einfach einmal ausbrechen? Es muss alles seine Ordnung haben! So war es bei ihr, ihre Mutter hatte das so gewünscht, und sie ist bislang auf diese Weise durchs Leben gekommen.

"Aha. Hatten Sie Spaß und Freude dabei? Wollten Sie selbst auch einmal etwas ausprobieren?"

"Nein, in der Vergangenheit nicht so richtig, da hatte alles seine feste Struktur. Ich finde Frauen toll, die wild sind, das ist aber gar nichts für mich."

Ich provoziere sie ein bisschen und locke sie aus der Reserve: "Ja, Sie haben recht, bei Ihnen geht das nicht. Bleiben Sie schön in Ihrer Struktur, jeden Tag das Gleiche. Probieren Sie auf keinen Fall etwas aus!"

"Unverschämt!", kommt es von ihr zurück. Sie könne auch aus sich heraus, nur habe sie eben so gar keine Zeit zum Spielen. Schließlich müsse sie eine Anwaltskanzlei führen. Sie macht mir noch einmal klar, was für einen Stand sie hat.

"Es geht um Sie und Ihren Alltag, der Ihnen zu sehr geordnet scheint. Vielleicht haben Sie Lust auf ein Experiment. Halten Sie sich einmal im Monat einen Nachmittag frei. Ab 15.00 Uhr tun Sie nichts. Gar nichts! Bis zum Abend, dann haben Sie Feierabend vom Nichtstun."

Etwas verwirrt schaut sie mich an und willigt ein, es zu probieren.

Sechs Wochen später ist sie wieder bei mir und erzählt, dass sie an dem Nichtstuernachmittag richtig wütend auf mich war. So ein blöder Vorschlag! Was hätte sie nicht alles machen können! Sie hat sich mit Nichtstun zu Tode gelangweilt und ist immer wütender geworden. Allerdings auf sich selbst. Es war, als ob sie ihr Leben angehalten hätte. Sie bemerkte und spürte ihre Unzufriedenheit und hatte plötzlich keine Lust mehr auf ihre eigene Ordnung dem eigenen Leben gegenüber, auf die Kanzlei mit dem damit verbundenen Ansehen. Mit Struktur, Strenge sich selbst gegenüber, Ausdauer und Disziplin hat sie sich einen Namen als Anwältin erarbeitet, aber ihre Freude am Leben ist dabei auf der Strecke geblieben.

Es dauert etwas, aber mit der Zeit traut sie sich, ihre Haare offen zu tragen. Sie erlaubt es sich. Der Knoten ist damit buchstäblich geplatzt. Ihre offenen Haare werden für sie zum Zeichen ihrer Wildheit. Am Ende des Trainings erzählt sie mir, dass sie eine Weltreise machen möchte und jetzt - endlich! - ihre Abenteurerin einmal auspacken wolle, mit allem was dazugehört: mit einem Segelschiff reisen, auch mal schmutzig sein dürfen und den Wind in den Haaren, ja, die Freiheit spüren. Mit dem Vertrauen, dass die Kanzlei auch einmal ohne sie läuft. Herzlichen Glückwunsch.

Der Elefant muss raus

Diese Geschichte zu erzählen, finde ich selbst etwas gewagt. Denn wenn ich sie nicht selbst erlebt hätte, fiele es mir schwer, sie zu glauben und zu verstehen. Obwohl sie genau so geschehen ist, wie ich es im Folgenden schildere.

Immer wieder hatte sich eine Rentnerin eine Sitzung bei mir gewünscht. Aber mit ihrer bescheidenen Rente konnte sie sich den Besuch nicht leisten. Daher sparte sie ihn sich über lange Zeit zusammen und wünschte sich auch von ihren Freundinnen einen Beitrag dazu. Aufmerksam verfolgte sie meine Vorträge und begeisterte auch ihre Freundinnen und Bekannten für mich. Schließlich ist es so weit.

Sie ist neugierig, was sie wohl bei mir erwartet. Obwohl sie sich auf unseren Termin freut, liegt etwas Besonderes in der Luft, etwas Schweres, wie sie es kennt, begleitet sie. Ein Leben voller Herausforderungen liegt hinter ihr. Aber ich höre kein Klagen oder Jammern, sondern Annahme von allem, was war. Sie ist dankbar, dass sie lebt. Dass sie eine kleine Rente hat und ein Dach über dem Kopf. Sie hat noch viel zu tun in ihrem Leben und ist überaus unternehmungslustig. Ihre Leibesfülle nimmt sie zwar wahr - das scheint noch alter Ballast zu sein -, aber, sagt sie, wenn es sein soll, wird er schon abfallen. Sie ist fast so groß wie ich, ich schätze sie auf knapp 1,80 Meter. Mit fünfundsiebzig Jahren und bei ihrem Gewicht verfügt sie wahrhaftig über Körpervolumen.

In den großen Friseurstuhl passt sie so gerade. Ich hoffe, dass es für sie darin nicht zu eng ist. Während ich frischen Tee zubereite, füllt sie den Fragebogen aus. Leider lässt sie die Frage offen, was sie von mir erwartet. Aber sie erzählt mir, wie sie zu mir gefunden hat und was sie alles dafür in die Wege leiten musste. Ich bin beeindruckt von ihr, und mein Herz ist berührt.

Ihre Haare sind graumeliert, es ist alles eher unauffällig. Die Haare wurden, das ist nicht zu übersehen, selbst geschnitten. Leider nicht sonderlich gekonnt.

"Was kann ich denn nun für Sie tun? Welchen Wunsch haben Sie an mich?"

Friseurtechnisch gesehen werde ich viel ausgleichen müssen, das ist offensichtlich. Was mich zufrieden macht, ist, dass ich ihr viele Informationen und Ratschläge werde geben können. Die Haare sind bedürftig, wollen etwas erleben, das nehme ich deutlich war. Ich bin bereit, sie mit all meinem Wissen und Können zu unterstützen.

Da die Spitzen sehr trocken sind, gebe ich ihr Tipps, wie sie ihre Haare am besten wäscht und pflegt, damit die Haare, die jetzt nachwachsen, nicht mehr so trocken sein müssen. Die übliche Beratung, die Haarpflege und Ernährung umfasst, ist zügig abgehandelt.

Als ich aber von der Pflege mit der Bürste spreche, werde ich merklich langsamer. Das ist merkwürdig, denn ich bin mit Präsenz und Routine bei der Arbeit. Ich bin es gewohnt, meine Erklärungen immer auch praktisch zu demonstrieren, damit für die Kundinnen wirklich deutlich wird, was ich meine und wie es sich anfühlt. Ich setze also dazu an, ihre Haare zu bürsten – aber es geht nicht.

"Uuups!??"

Ich setze mich wieder neben sie, ich muss etwas Luft holen. Irgendetwas ist mit ihren Haaren. Ob sie das auch so sieht?, frage ich.

"Ja", höre ich. "Ich weiß aber auch nicht, was es ist."

Im Nacken stelle ich einen erheblichen Energiestau fest. Die Kundin bestätigt, dass sie seit Jahren unter Beschwerden im Nackenbereich leidet.

Aha. Ich stelle mich wieder, gehe zum Bürsten über und sehe Bilder vor meinem inneren Auge. Ich sehe einen Elefanten. Da ich meiner Wahrnehmung grundsätzlich traue, frage ich vorsichtig, ob sie irgendeine Geschichte mit einem Elefanten erlebt hat. Ich gebe zu, ich komme mir dabei selbst etwas komisch vor. Zu meinem großen Erstaunen höre ich: Ja, es gibt eine traurige Geschichte mit einem Elefanten. Und sie erzählt:

"Bevor der Krieg ausbrach, sind meine Mutter und ich oft in Berlin in den Zoo gegangen. Ich hatte das Gefühl, der Elefant und ich, wir hatten eine besondere Beziehung. Wir gingen oft zu ihm, denn auch meine Mutter nahm wahr, dass ich so besonders mit dem Elefanten war. Immer wieder streichelte ich ihn, und ich hatte den Eindruck, dass auch er sich freute. Es war sichtbar, dass er sich gern von mir streicheln ließ und immer sofort zu mir kam.

Bedingt durch den Krieg mussten wir aus Berlin fliehen. Ich kam daher nicht mehr in den Zoo und war sehr traurig darüber, denn ich spürte irgendwie, dass der Elefant mich sehr unterstützte. In einer Form, die ich nicht benennen kann. Es war einfach nährend für mich in dieser schweren Zeit, damals. Und jetzt hatte ich auf einmal niemanden mehr. Freundinnen gab es nicht mehr, und es war auch auf einmal keine Zeit mehr. Ich vermisste diesen Elefanten sehr. Sehr schlimm, vielleicht das Schlimmste war, dass ich mich noch nicht einmal von ihm verabschieden konnte."

Es ist, als ob sie etwas nicht beendet hat. So dachte und denkt sie oft an diesen Elefanten. Auch hatte sie erfahren, wann er gestorben war, was schrecklich für sie ist. Ganz ins Zuhören vertieft, merke ich nicht, wie die Tür aufgeht und die nächste Kundin meinen Laden betritt.

"Ich weiß, ich bin viel zu früh heute", tönt sie, holt Luft und merkt plötzlich, dass etwas nicht stimmt.

"Hier scheint es sehr voll zu sein. Hier ist kein Platz für mich", sagt sie. "Ich wollte im Wartebereich warten, aber ich glaube, das geht nicht. Hier scheint noch jemand zu sein."

Sofort gehe ich darauf ein und sage, dass wir noch eine Weile ungestört sein möchten, dass es mir daher lieber wäre, wenn sie noch einen Kaffee trinken geht.

Mit ihrer Äußerung hat sie den Nagel auf den Kopf getroffen. Der Elefant ist energetisch im Geschäft. Und sie hat ihn gesehen, natürlich nicht physisch. Wir haben ihn aber alle wahrgenommen. Als sie geht, lasse ich die Tür offen. Der Elefant will auch gehen. Aber wir haben Schwierigkeiten, ihn durch die schmale Tür zu bekommen.

Meine Kundin bekommt auf einmal schlecht Luft und fängt an zu weinen. Es sprudelt nur so aus ihr hervor, wie sehr sie diesen Elefanten mochte, denn in der Kindheit hatte dieser Elefant ihr immer zugehört und ihr in dieser schweren Zeit und Lebenslage sehr geholfen. Diese innige Begegnung wurde jäh durch das Schicksal unterbrochen und wollte erlöst werden. Beide haben gelitten, wie es scheint.

Meine Kundin erzählt nun, dass der Elefant ihr regelrecht im Nacken gesessen habe. Diese Energie verfolgte sie fast sechzig Jahre mit einer unglaublichen Schwere. Erst bei mir konnte sie sich von ihrem Elefanten verabschieden. Durch das Bürsten fühlte er sich gestört, und die Geschichte wurde "sichtbar".

Die Schwere im Nacken meiner Kundin ist auf einmal wie weggeblasen. Mit der Pflege und einfühlsamer Körperarbeit wird es ihr leichter und wohler. Ich empfinde es, als wenn Betonblöcke von ihr fielen.

Mein Kundin ist wie beschwingt und sagt: "Jetzt weiß ich auch, warum ich unbedingt hierherkommen musste!" Sie bedankt sich, und ich kann nun ihre Haare waschen und schneiden. Im Nacken muss ich allerdings sehr vorsichtig schneiden. Es fühlt sich dort an wie eine offene Wunde, die nun heilen kann.

Das empfindet auch meine Kundin so. Ich brauche daher jetzt länger zum Schneiden. Meine Behandlung ist so ausgerichtet, dass für diese Prozesse ausreichend Zeit ist. Wir fühlen uns sehr verbunden, ohne dass es eine Abhängigkeit zwischen uns gibt. Mit der Zeit erlebe ich, wie mutig sie ihr neues Leben ohne Schwere lebt. Mit fünfundsiebzig Jahren sucht sie in einer Wohngemeinschaft neue Wege.

Meine Räume bekomme ich später mit energetischen Reinigungsarbeiten wieder klar, und es macht sich eine Fröhlichkeit breit.

Der König

Ein hochgewachsener Mann mit einem Gang, der einen Hauch zu gerade wirkt, betritt mein Geschäft. Wachsame Augen prüfen meine Praxis. Wohlwollend und offenbar zugleich erleichtert über die puristische und klare Einrichtung nimmt er auf dem Sessel Platz, den ich ihm zuweise. Ich gebe ihm ein paar Augenblicke, lasse ihn in aller Ruhe ankommen. Ich nehme wahr, wie er mehrmals tief ausatmet, bevor ich langsam auf ihn zugehe, ihn begrüße und neben ihm auf Augenhöhe Platz nehme.

Schnell, fast schon viel zu schnell, sind wir mitten im Gespräch. Daher bitte ich ihn mehrfach, etwas langsamer zu werden, und mache deutlich, dass ich so schnell einfach nicht folgen möchte.

Seine Haare sind fein, sehr fein und gepflegt. Sie verraten, dass er früher eine rot-goldene Haarfarbe hatte. Ein paar Haare sind widerspenstig, doch die meisten legen sich in beinahe sanfter Form um seinen Kopf. Sein Gesicht ist markant, er hat sehr wache Augen, denen so leicht nichts entgeht. Eine kompetente Persönlichkeit mit viel innerem und äußerem Reichtum sitzt vor mir, die sich ihrer Vorzüge durchaus bewusst ist.

Dass es Themen gibt, die bei ihm gerade brennen, lässt sich unschwer erraten an der Intensität seiner Fragen und seinem starken Interesse daran, was wohl seine Haare aussagen. In all den Jahren meiner Tätigkeit habe ich die Erfahrung gemacht, dass es nicht immer günstig ist, geradeheraus zu sagen, was ich wahrnehme. Daher frage ich auch jetzt zunächst einiges nach. Ich will von ihm wissen, wie es ihm gerade mit seinen Haaren geht, ob er seine Haare mag. Wenn Haare sehr widerspenstig sind, liegen dem oft auch Beziehungsthemen zugrunde. Deshalb frage ich ihn auch, ob er sich in seiner Ehe wohlfühlt. Ich ernte einen erstaunten Blick und höre, dass er seine Haare früher mochte, jetzt aber seien sie ihm irgendwie zu wenig. Und überhaupt, wolle er so nicht gefragt werden.

Er mache viel Sport und sei musisch veranlagt. Extremsport interessiere ihn, es dürfe gern richtig anstrengend sein, damit er sich auch spürt. Mit Menschen könne er im Allgemeinen nicht so viel anfangen, sie seien zu weich. Und Gefühle? Ja, mit Gefühlen sei das so eine Sache. Viel zu kompliziert. Er sei eben oft allein, aber wenn er ehrlich sei, komme er damit nicht so gut klar. Irgendetwas scheint ihn von anderen zu trennen.

Plötzlich stellen sich seine Nackenhaare auf, alte Geschichten kommen in ihm hoch. Und dann erzählt er, dass mit dem Tod seiner ersten Frau auch in ihm etwas gestorben sei. Sie war seine große Liebe. Als sie sich einer Sekte anschloss, folgte er ihr in diese Gruppe, um sie nicht zu verlieren. Fortan musste er auf sehr vieles im Leben verzichten. Aber erst nach ihrem Tod wurde ihm dies richtig bewusst, alles Verdrängte wurde sichtbar und er hegte einen starken Groll. Er machte alle verantwortlich, außer sich selbst. Er hatte seinen Lebensmut verloren und fand für sich keinen Sinn mehr. Am Grab seiner Frau hatte er ihren Sarg in sich aufgesogen und alles verschluckt, was war. In seiner Hilflosigkeit und unter diesen Umständen hatte er daher bis heute darüber geschwiegen.

Höchst erstaunt darüber, dass er mir das alles erzählt und anvertraut, wird er zusehends unsicherer. Damit er diese Unsicherheit nicht aushalten musste, hatte er sich bis dato stets in eine selbstgemachte Membran gesetzt, in der er zwar geschützt war, durch die jedoch gleichzeitig niemand mehr wirklich an ihn herankam. Durch seine Haare, seine Haltung, seinen Körperausdruck wirkt er auf andere wie ein König: wissend, interessant, hochsensibel, spannend und unnahbar – einfach unerreichbar.

Ich frage ihn, ob er etwas damit anfangen könne. Ja, sagt er, er finde sich darin wieder und sei einverstanden. Ich wähle daher kleine Aufgaben für ihn aus, die ganz seinem Befinden angepasst sind und die ihm helfen können, an seine Gefühle heranzukommen. So lasse ich ihn beispielsweise die Beerdigung seiner Frau noch ein zweites Mal erleben. Und zwar ganz anders: aus der Sicht von heute.

Erwartungsgemäß kommen dadurch bei ihm Gefühle wieder hoch – zum Beispiel Wut. Ich lasse ihn in einigen Sitzungen Bilder malen. Die Bilder, die entstehen, sind dominiert von kräftigem Rot und Schwarz. Ausdrucksstark und traurig zugleich. Es ist, als wenn er den Sarg wieder ausgespuckt hätte. Je mehr er an sich arbeitet, desto mehr Gefühl kommt wieder in seine Herzensgegend. Es wird dort auch wieder warm. Und allmählich wächst auch wieder sein Mitgefühl. Für sich selbst und für andere.

Nun frage ich ihn, ob er bereit sei, wieder auf seine Mitmenschen zuzugehen und die Menschen an seinem inneren Reichtum teilhaben zu lassen. Etwas verwirrt schaut er mich an. Immerhin ist er wieder verheiratet und hat seiner zweiten Frau schon lange nichts Nettes mehr gesagt. Hat er das überhaupt jemals getan? Es ist höchste Zeit für den König, wieder zu seinem Volk zu gehen.

Eines Abends ruft mich seine Schwester an und fragt, was ich denn mit ihm gemacht habe. Er sei so verändert und von sich aus auf sie zugekommen. Das habe es noch nie gegeben. Er habe ihr sogar Noten mitgebracht, damit sie zusammen musizieren konnten. Völlig perplex und überwältigt fragt sie mich, ob das jetzt so bliebe. Ich gebe ihr einige Informationen zu "Wegen aus der Abhängigkeit" und empfehle ihr, einfach bei sich zu bleiben, damit ihr Bruder das "Neue" leben kann.

Mit seiner zweiten Ehefrau ist es schon etwas komplexer. Es dauert eine Weile, bis sie das Vertrauen wiederfindet, sie merkt aber, dass er es ernst meint. Und schließlich können die beiden wirklich leben.

Immer wieder höre ich von ihm, dass er Gutes für Mitmenschen tut, die in Not sind oder Hilfe brauchen. Sein Mitgefühl ist gewachsen. Wie das Sprichwort schon sagt: "Das Einzige, was sich vermehrt, wenn es geteilt wird, ist die Liebe."

Sein Haar ist durch die Behandlung stabiler geworden, und er hat sich mit seinem Haar angefreundet, so wie es jetzt ist. Er hat seinen Haaren gegenüber zu einer Wertschätzung gefunden, derart, dass ihm bewusst ist, dass sie viel getragen haben. Sein Haar, das er aktuell hat, hat einen brillanten Glanz und legt sich jetzt ohne jeden Widerstand in Form.

Der Schmerz

Eine lange Anfahrt hat die Dame auf sich genommen, um zu mir zu kommen. Ich nehme sie wahr, wie sie zur Tür hereinkommt und mir ihren Mantel gibt. Nervös wirkt sie und unruhig. Sie hatte von mir gehört und wollte mich unbedingt kennenlernen. Ich spüre ihre Angst. Daher sprühe ich ein bisschen Lavendel in den Raum und lege eine sanfte Musik auf. Alle Bewegungen, die ich mache, sind sehr bedacht, als ich den Tee bringe. Konzentriert und langsam setzte ich mich zu ihr.

Eigentlich möchte sie lieber mit mir reden und gar nicht den Fragebogen ausfüllen. Sie habe mir so viel zu sagen, und überhaupt seien viele Dinge nicht richtig. Zum Beispiel sind ihre Haare so trocken, und was sie denn machen könne, auch mit dem Essen, der Darm würde zur Zeit verrücktspielen, immer wieder habe sie auch Durchfall; es liege eben vieles im Argen. Bei Ärzten wäre sie schon tausendmal gewesen, aber keiner habe ihr helfen können. Was ich denn überhaupt noch machen würde und wie ich das mit ihr denn sehe. Außerdem seien die Haare zu lang und die Farbe zu fad. All das spricht sie fast in einem Atemzug und mit einer Energie, die kein Dazwischenreden oder Anhalten zulässt.

Ihre Haare sind in der Tat sehr trocken, die Farbe ist glanzlos, die Kopfhaut schuppt sich leicht. Etwas in mir sagt deutlich stopp und signalisiert mir Zurückhaltung. Wir einigen uns darauf, dass die Haare schulterlang gekürzt und die Konturen klarer herausgeschnitten werden. Die Konturen im vorderen Bereich sind sehr dünn, das andere Haar eher fest, so dass hier auch Vorsicht geboten ist. Die Farbe soll mit Pflanzenfarben einen natürlichen braunbeigen Ton bekommen. Selbstverständlich gebe ich ihr auch Ernährungsvorschläge, so dass sich der Körper von innen her entspannen kann. Gesundheitsfragen bitte ich sie dennoch, mit einem Arzt abzusprechen.

Es ist etwas anderes, was hier angesehen werden will. Immer wieder fasst sie sich an den Kopf. Behutsam frage ich sie schließlich, ob irgendetwas ist und wie ich helfen kann. Nein, es gehe schon, nehme ich war.

Nun schlage ich vor, etwas auszuprobieren, und frage, ob sie dazu bereit sei.

"Ja, gern!", sagt sie.

"Gut. Dann bitte ich Sie, sich einfach nur auf Ihren Atem zu konzentrieren. Tiefe Atemzüge, so dass es wie von selbst geschieht. Atmen Sie ganz bewusst und schauen Sie, wo der Atem hingeht."

Uff, dabei wollte sie offenbar gerade damit beginnen, mir alles zu erzählen. Es scheint ihr aber nicht unangenehm, daher macht sie weiter.

"Ich werde mit Ihnen das machen, was wir besprochen haben. Ist das für Sie in Ordnung?"

"Ja."

Wir gehen zur Haarwaschliege, und meine Kundin findet eine Haltung im Liegen, die ihr angenehm ist.

"Gut? Dann können Sie jetzt Ihre Augen schließen und Ihrem Atem lauschen. Wollen Sie das tun?"

"Ja."

Deutlich entspannter liegt sie nun auf der Liege und atmet gleichmäßig, mal mehr, mal weniger. Auch lade ich sie dazu ein, Töne zu geben, wenn ihr danach ist. Ich atme bewusst mit, so entsteht eine Atmosphäre der Achtsamkeit. Ein empfindsames Öffnen der Kundin, die sich immer weiter entspannt. Sanft, ganz sanft wasche ich ihre Haare. Intuitiv lasse ich meine Hände gleiten und setze hier und da einen leichten Druck, der ihre Entspannung vertieft.

Es vergehen ungefähr zwanzig Minuten, in denen sich die Kundin so weit entspannt, dass ich aufhören kann. Ich lege das Handtuch über ihre Haare, so dass es nicht tropft. Nach dem Waschen lasse ich sie noch einen Moment ruhen, um es nachklingen zu lassen.

Langsam erhebt sie sich und strahlt mich an. Ich bitte sie, in dieser Entspannung zu bleiben, nichts weiter zu sagen und einfach einen Moment die Stille zu genießen. Als habe sie diesen Wert erkannt, erhebt sie sich und schreitet langsam und sehr bedacht zum Behandlungsstuhl. Dort angekommen, schließt sie wie von selbst die Augen und atmet bewusst weiter. Es scheint fast, als ob sie einen neuen Freund gefunden hat: den Atem.

Weiter in Achtsamkeit und Behutsamkeit schneide und färbe ich ihre Haare. Ich habe das Gefühl, dass sie die Behandlung genießen kann. Dass diese Arbeit mir immer wieder selbst Freude macht, brauche ich wohl nicht zu betonen. Es ist auch für mich ein Genuss. Die Haare lieben es, so behandelt zu werden, und legen sich wunderbar um ihren Kopf herum. Es ist wie ein Rahmen um ihr Gesicht.

Nun taucht meine Kundin wieder auf. Verklärt und mit einem Lächeln, das mehr sagt als tausend Worte. Wäre sie eine Katze, würde sie jetzt vernehmlich schnurren. Vollends entspannt und zufrieden. Die Haararbeiten hat sie lange nicht wahrgenommen. Viel zu sehr war sie mit dem Ankommen im Hier und Jetzt beschäftigt. Meine Art der Behandlung hat ihr sehr geholfen. Zuvor war sie lange zur Kur gefahren, aber es gab dort keinen Zeitpunkt, an dem sie sich so wohl- oder auch nur teilweise angenommen gefühlt hat wie bei mir in dieser kurzen Zeit.

In ihren Augen ist dies unzweifelhaft erkennbar. Und ihr gefällt, was sie im Spiegel sieht. Ich erfahre nun, dass sie große Angst gehabt hatte, zu mir zu kommen, berührt zu werden mit ihrem Schmerz. Mit ihrer Angst vor Kamm und Bürste, denn schon mehrfach hat sie unsensible, ja raue Behandlungen erleben müssen. Und sie wusste nicht, wie sie mir das alles sagen sollte. Sie hatte seit Monaten große Kopfschmerzen am Hinterkopf, und jetzt sind sie fast weg. Sie ist entspannt wie schon lange nicht mehr. Das ist für sie so unfassbar, dass sie es selbst kaum glauben kann.

Die Haare fallen so, wie wir es abgesprochen haben, mit natürlichem Glanz in einer beigebraunen Farbrichtung. Ihre Konturen werden deutlicher, und die Kundin gewinnt auch an Stabilität. Auffällig bei dieser Kundin ist ihre große Empfindsamkeit. Ich bitte sie, auch damit ganz bewusst zu sein. Tränen schießen ihr ins Gesicht, wie Perlen. Es braucht noch eine Weile, bis sich alles setzt. Es ist die Art und Weise, wie sie sich Zeit genommen hat. Für ihre Gefühle und ihren Schmerz, der mich so berührte, und die Freude über diese Annahme, die jetzt geschehen war.

Ihre Gesichtsfarbe hat sich verändert, so dass sie nun lebendiger wirkt. Die Zartheit hat einen Platz in ihrem Leben bekommen und kann gelebt werden. Dabei benötigt sie meine Unterstützung nur noch für kurze Zeit. Ihr Leben ist viel wertvoller geworden.

Diesen Zustand jetzt einfach halten, das ist wohl hier die Devise. Mit bestimmten Entspannungstechniken lernt sie, mit dem Kopfschmerz umzugehen und diesen zu minimieren. Auch kann ich ihr Adressen von Ärzten und Heilpraktikern geben, die eine ganzheitliche Art der Behandlung verfolgen. Das Wunderbarste aber ist, dass sie keine Angst mehr hat und sich auf unsere Haarschneidetermine freuen kann. Ihre Haare sind viel weicher geworden, der Glanz hält sich nun viel länger.

Mutter wird's schon richten

Ein junger Mann holt einen Gutschein für eine Erstberatung ab. Ein Geschenk für die Mutter. Seine Schwester hatte sich bereits vorab ausführlich informiert, was der Gutschein beinhalte und ob ihre Mutter auch tatsächlich etwas von diesem Geschenk habe. Denn sie habe ja schon so viel gemacht und ernähren würde sie sich auch gesund. Die Geschwister sind sich einig, sie wollen das volle Programm für ihre Mutter. Im Dezember hat sie einen Termin bei mir.

Die Mutter, eine jung gebliebene Frau von Mitte fünfzig, ist adrett gekleidet. Ihre Figur sehr zierlich, sportlich wirkt sie auf mich, aber auch ein bisschen unruhig. Natürlich lässt sie sich nichts anmerken. Ich merke aber, sie ist ein bisschen verwirrt, als ich sie bitte, mir in den hinteren Raum zu folgen. Es ist dort ruhiger, und wir sind ungestört.

Ich betrachte ihre Haare und sehe sogleich viele Themen dazu. Sie färbt ihre Haare meist selbst mit Henna, berichtet sie. Das würde auch ganz gut halten, sie lässt es über Nacht einziehen. Doch die Haare werden trocken, und der Haut gefällt es auch nicht mehr. Die Haut juckt. Außerdem ist der Ansatz immer deutlicher zu sehen, das gefällt ihr gar nicht.

Gründlich untersuche ich das Haar, den Haarboden und die Eigenfarbe. Sicher und farbbewusst suche ich eine Farbe aus, die meiner Kundin gefällt. Kein Rot mehr, sondern ein sanftes Goldblond, etwas, das gut deckt.

Das eigentliche Thema ist aber nicht die Farbe, sondern ihr Haarausfall. Sie war schon bei so vielen Ärzten, hat jede Menge Tests hinter sich und nimmt viele Nahrungsergänzungsmittel zu sich. Ich bitte sie, mir zu erzählen, wann der Haarausfall begonnen hat.

"Mit der ersten Schwangerschaft."

Das ist nicht ungewöhnlich. Haarausfall bei Frauen wird oft ausgelöst durch die Hormonumstellung wie auch durch die generelle Änderung im Leben.

Ich erfahre, dass ihre Tochter in einer für sie selbst ungünstigen Zeit geboren wurde. Denn ihr Studium der Archäologie hatte sie gerade erst begonnen. Während der ersten Semester hatte sie ihren Mann kennen- und lieben gelernt. Ihr Berufsziel hatte sie sorgfältig ausgesucht. Und ihrer Liebe wegen und mit der Fürsorge als Mutter begann sie, alles doppelt zu managen. Die Geburt erwies sich als kompliziert und schwierig. Trotzdem studierte sie weiter.

Drei weitere Kinder bekam sie noch, ein Haus wurde gebaut. Und natürlich unterstützte sie ihren Mann, der mittlerweile sein Studium beendet hatte, damit er erfolgreich wurde. An den Wochenenden ein bisschen rausfahren und abseits leben zu können, das wäre schön, dachte die Familie. Sie kaufte ein zweites Haus, und auch das wollte hergerichtet und von einer Ruine in ein gemütliches Wochenendhäuschen umgebaut werden. Ihr Mann verdiente inzwischen recht gut. Sie als Mutter hatte die ganze Zeit über die vier Kinder versorgt, zudem ihr Studium geschafft. Auch hat sie einen Job, der sie so fordert, dass es sie manchmal fast umhaut. (Unwesentlich zu erwähnen, dass sie nur ein Drittel dessen verdient, was ein Mann für dieselbe Arbeit bekäme.) Trotzdem macht sie weiter und hält tapfer durch. Selbst Neunstundentage ohne Pause.

Aber dennoch stimmt etwas nicht mit ihr. Obwohl sie so viel erreicht hat, treibt sie immer noch etwas an. Außerdem schluckt sie immer mehr dieser Tabletten gegen den verdammten Haarausfall. Dabei ernährt sie sich doch gesund. Sie macht doch nun schon so viel. Die Tabletten helfen auch nicht wirklich. Immer wieder sucht sie ihren Arzt auf und lässt sich etwas für die Haare geben. Das neue Mittel soll es richten. Tut es aber nicht, und so ist sie schließlich bei mir gelandet.

"Die werden immer dünner, mit denen kann man nichts mehr anfangen. Können Sie etwas machen?"

Nach diesem Schwall an Informationen lasse ich mir Zeit zum Atmen. Ich empfinde starkes Mitgefühl mit dieser Frau und frage mich, wie es für sie sichtbar werden kann.

"Was in Gottes Namen soll denn noch gemacht werden, damit Sie gesehen werden?", frage ich. "Wenn Sie sich weiterhin selbstzerstörerisch verhalten, ganz gleich wie gut Ihre Absichten auch sein mögen, werden Sie sich heillos überfordern! Ihr Körper macht es über die Haare deutlich: Sie lassen Federn! Ihr Leben kostet Kraft und verliert an Substanz über die Haare. Wann sind Sie selbst das letzte Mal aufgeladen worden, wo bleiben Sie in Ihrem Leben?"

Es gibt verschiedene Ansätze, wie ich bei ihr beginnen kann. Da ich weiß, dass sie sehr kreativ ist, schlage ich auch ihr als erste Maßnahme vor, fünf Stunden in der Woche frei zu machen und im Stundenplan "FREI", "Ruhezeit" oder "Treffen mit der besten Freundin" einzutragen. Etwas, das ihr Freude macht.

Tränen laufen über ihr Gesicht. Tapfer bemüht sie sich, sie zurückzuhalten, sie will jetzt nicht weinen. Aber keine Chance, hier will etwas befreit werden. Es ist ihr äußerst unangenehm.

"Gute Frau, das sind die Tränen, die sowieso da sind!", sage ich und frage sie, ob ich sie berühren darf. Sanft lege ich meine Hände auf die Stellen, die sie stärken. Meine Hände finden den Weg zu ihrer Schulter und berühren sie auf beiden Seiten. Leicht, dennoch Energie gebend und voller Mitgefühl. Sie kommt in Kontakt mit ihrer Trauer, ihr Weinen verstärkt sich, endlich kann sie es sich erlauben und sich dabei etwas lösen.

Es vergeht eine Viertelstunde, bis wir wieder reden können. Jetzt fühlt es sich anders an, wenn ich sie höre. Sie wirkt weicher, und sie muss lachen. Ihr Sohn, so erzählt sie, macht gerade Examen. "Raten Sie mal, wer die Arbeit schreibt!" Und es gibt noch so vieles mehr, was sie leistet und geleistet hat, das nicht wirklich anerkannt wird, höre ich.

"Gute Frau", sage ich, "Sie haben keinen organischen Haarausfall. Die Haare haben ganz viel in Ihrem Leben getragen! Und es wäre einfach schön, wenn Sie denen mal danken würden. Jedenfalls den Haaren, die jetzt noch da sind. Ihre Haare sind Ihre Ressourcen – und die sind vergänglich."

Außerdem erzähle ich ihr von einer psychosomatischen Klinik in Bad Kissingen, deren Ansatz mir für ihre Problematik sinnvoll erscheint. Ich rate ihr, dies mit ihrem Arzt zu besprechen.

Sie ist unsicher und weiß nicht, ob sie etwas ändern möchte. Das ist ihr gutes Recht. Ich möchte nur mit Menschen arbeiten, die etwas an sich ändern wollen und die den Glauben haben, dass sie etwas verändern können! Sie sagt, dass ich zu teuer wäre und sie es sich nicht leisten kann. Aber ich höre, was sie verdient, und bin unbeeindruckt. Wenn sie etwas ändern möchte, kann sie nicht ewig auf dieselbe Weise weitermachen.

Zwei Wochen später kommt sie zu einem Coachinggespräch zu mir. Ihre Haare sind bereits stabiler geworden. Sie fühlen sich deutlich anders an. Dies ist eindeutig zurückzuführen auf das Beherzigen der Ernährungstipps für die Haare und nicht zuletzt auf meinen Hinweis, dass wir machtlos sind gegenüber anderen Menschen und dass nur wir selbst uns verändern können. Wir beide lachen.

Es sind einige Sitzungen nötig, um eine dauerhafte Stabilität zu erreichen. Mit jeder Sitzung kommt mehr von ihrer Freude zurück. Auch an dem, was sie geschaffen hat. Ihre Kinder gewöhnen sich langsam daran, dass das Hotel Mama abgebaut wird. Sie spürt eine neue Haltung der Kinder ihr gegenüber. Die Beziehungen sind reifer geworden. Und wie selbstverständlich packen die Kinder mit an, damit das zweite Haus, dass alle für die Freizeit nutzen, erhalten bleibt.

Von ihrem Job hat sie sich getrennt. Anfangs unsicher, ob sie überhaupt jemand nehmen würde, hat sie eine neue Anstellung gefunden. Dort ist nicht nur ihre Bezahlung besser, es ist auch üblich, Pausen einzuhalten. Sie wirkt ruhiger und ihr Lachen wie befreit.

Nach einem Jahr sind die Haare so weit erholt, dass wir neue Haarschnitte ausprobieren können. Ihre natürliche Haarfarbe hat sich in einem zarten Goldbraun-Ton gefestigt. Nicht allein dafür habe ich mir ein dickes Kompliment eingefangen. Von ihrem Mann und ihren Kindern: "Sie sieht nicht nur klasse aus, sondern ihre innere Haltung und ihre Werte gegenüber sich selbst und anderen haben sich so verändert, dass alle dadurch einen Gewinn haben."

Ich freue mich immer wieder selbst am meisten, wenn ich erleben darf, wie Frauen wie eine Blüte aufgehen.

Die Kopfwäsche

Mittwochmittag, ein Regentag, an dem niemand freiwillig vor die Tür geht. Gerade hat eine Kundin abgesagt. Sie liegt mit Fieber im Bett, das Fieber ist plötzlich gekommen. Ich wünsche ihr gute Besserung und freue mich über die unverhoffte freie Zeit. Mir fallen augenblicklich eine ganze Reihe Dinge ein, die ich erledigen kann. Ich mache mir einen heißen Tee und begebe mich an die Arbeit. Recht schnell bin ich völlig vertieft in lästigen Bürokram.

Dann betritt auf einmal ein hochgewachsener Mann meinen Laden. Ich glaube, er will sich nur unterstellen. Aber er bittet mich, mal eben schnell seine Haare zu schneiden. Ich bedaure und erkläre, dass ich eine solche Leistung nicht anbiete. "Ich berate ganzheitlich und nehme mir dafür mindestens anderthalb oder auch volle zwei Stunden Zeit für Sie als Kunden. Eine übliche Friseurdienstleistung bekommen Sie gleich hier um die Ecke. Dort finden Sie Kollegen, die das normale Programm anbieten und Ihnen gerne weiterhelfen."

Verdutzt schaut er mich an und will wissen, was meine Beratung kostet. Überraschend willigt er ein, weil er jetzt neugierig geworden ist.

"Bitte nehmen Sie Platz."

Ich entscheide mich in seinem Fall, die Beratung nur mündlich zu machen.

"Was steht denn gerade an, was ist gerade das wichtigste Thema bei Ihnen?"

"Ach", sagt er, "es geht gerade alles drunter und drüber. Ich bin auf Dienstreise, und nichts läuft so, wie es geplant war. Ich muss daher viel nachdenken. Am Abend ist nämlich ein immens wichtiges Meeting, wo es echt drauf ankommt. Daher will ich jetzt einfach nur entspannen, damit ich besser nachdenken kann."

Dass er entspannen will, kann ich gut verstehen. Aber entspannen und dabei gleichzeitig nachdenken? Das geht nicht zusammen, das kann gar nicht funktionieren.

"Möchten Sie dazu etwas von mir hören?", frage ich.

"Ja, bitte!", kommt seine Antwort, allerdings etwas verwirrt und auch leicht genervt.

"Darf ich Ihnen einen Vorschlag machen? Ich arbeite mit Ihrem Kopf, und Sie entspannen nur und lassen alles, wirklich alles, was heute Abend sein wird, jetzt los. Wie wäre es, wenn Sie alle Ihre Themen in einen Zug setzen und ihn nach Holland schicken würden? Für die Zeit, in der Sie hier sind. Es ist erwiesen, dass die Gedanken sich danach schneller sortieren."

Ja, das könne er sich vorstellen. Das klänge interessant. Bevor ich anfange, will ich noch von ihm wissen, was er heute gegessen hat und ob er schon weiß, was am Abend gegessen wird. Seine Antwort ist für mich nicht unerwartet: ein schnelles Frühstück, ein Kaffee und gleich würde er schnell irgendwo einen Happen essen gehen. Genau so habe ich mir das gedacht.

"Darf ich Ihnen jetzt einen Tee anbieten, der leicht bekömmlich ist, schmeckt und sanft wach macht?"

Der Tee ist willkommen. Ganz langsam kann er tatsächlich loslassen und fängt an, sich zu entspannen. Seine Haare sind kurz geschnitten. Ich schlage ihm kleine Veränderungen im Stirnbereich vor. Dann beginne ich mit einer Bürstenmassage. Meridiane sind wie Blutbahnen in Kopf und Körper. Sie können hier schnellstmöglich eine gezielte Entspannung herbeiführen. Bestimmte Bürstenführungen machen wach. Gleichzeitig können Nahrungsmittel in Stresssituationen viel Kraft geben oder Kraft nehmen. Daher empfehle ich ihm ein nettes Restaurant in der Nähe.

Nach zehn Minuten Bürsten erreichen wir den Punkt, an dem Sebastian, wie ich ihn inzwischen nennen darf, grinsend mit mir zur Liege kommt. Ein Freudenschrei entfährt ihm: "Liegen, oh wie schön! Füße hoch am Mittag, das ist immer gut."
Er liegt, lächelt und schließt die Augen. Jetzt will er gar nicht reden, sondern einfach nur behandelt werden.

Ich beginne daher mit einem Ayurveda-Stirnguss und lasse ihn einfach nur genießen. Zehn Minuten die Stirn berieseln lassen. Dann langsam, ganz langsam die Haarwäsche beginnen. Das Shampoo wird verdünnt, so dass die Haare wieder in die eigene Kraft kommen. Die Haaransätze reinige ich sanft mit einer Kombination verschiedener Massagegriffe. Vorher werden die Lymphe angeregt, damit die Schlacken besser ablaufen können.

Energetisch nehme ich wahr, dass es am vorderen Kopf Blockaden gibt. Ich erkundige mich daher, ob er Kopfschmerzen habe. Ja, leichte im vorderen Bereich. Dank geübter Griffe und der Kraft meiner Intuition ist Sebastian nach wenigen Minuten wesentlich entspannter, sein Kopfschmerz ist kaum noch spürbar, wie ich höre. Ich lasse Sebastian zwischendurch ein Glas frisches Wasser trinken. Dann beende ich die erste Wäsche mit viel Wasser.

Als ich mit der zweiten Haarwäsche beginne, ist Sebastian, wie er mir anschließend berichtet, vollkommen weg. Er hat tatsächlich eine tiefe Entspannung erreicht, die in dieser kurzen Zeit möglich ist. Jetzt arbeite ich nur noch mit dem Herzen und bin liebevoll zu seinem Kopf und seinen Haaren, in der Art des Kopfhaltens und der Art der Wäsche. Etwa fünfunddreißig Minuten sind nun vergangen. Um den zweiten Vorgang zu beenden, fange ich an, regelmäßig an all seinen Haaren zu ziehen. Zunächst vorsichtig, so wie ein leises Klopfen, dann etwas deutlicher. Es wirkt wie die Kopfmassage belebend, und ich kann auf diese Weise auch gezielt bestimmte Körperteile aktivieren. Auch hierzu nehme ich mir fünf Minuten Zeit.

Sebastian erwacht, wie aus einer Trance, nachdem ich das Ausspülen der Haare beendet habe. Er braucht weitere fünf Minuten, um wieder zu sich zu kommen. Diese Zeit nutze ich, um durch Berührungen die Belebung zu stabilisieren.

"Wow!" Sebastian richtet sich langsam auf und steht schließlich von der Liege auf. Seine Augen sehen komplett anders aus. Wie nach einem Tiefschlaf. Er taumelt sogar ein bisschen, aber ich bin wachsam hinter ihm.

Dann sitzt er wieder im Behandlungsstuhl, und ich setze mein Handwerk fort. Dabei arbeite ich nur mit meinen Händen. Sanft berühren sie seinen Kopf. Ich frisiere seine Haare einfach so, wie sie von sich aus liegen wollen. Er widerspricht auch nicht, als ich ihm vorschlage, kleine Schnittkorrekturen am nachgewachsenen Haar vorzunehmen.

Wir kommen in ein lebhaftes Gespräch. Sebastian fühlt sich wie neugeboren und ist jetzt richtig fit. Er strahlt mich an. Zudem stellt er überrascht fest, dass er noch ausreichend Zeit hat, sein Meeting vorzubereiten. Mit frischem Wind, wie er sagt. Auf alle Fälle wolle er sich wieder bei mir melden, um auch die Beratung richtig mitzubekommen. Gern willige ich ein, mache aber auch deutlich, dass das, was wir gerade gemacht haben, genau das Richtige für ihn an diesem Tag gewesen ist. Weniger ist manchmal mehr. Bevor er geht, weise ich ihn noch einmal auf das kleine Lokal hin, das frische Biokost und herzhafte Salate anbietet. Außerdem wirkt es Wunder, noch einmal frisches, lebendiges Wasser zu trinken.

Vier Wochen später kommt Sebastian wieder zu mir. Der Abend, erzählt er, sei für ihn ein voller Erfolg gewesen. Seine Präsenz habe ihm so geholfen, dass daraus einige wichtige Abschlüsse erfolgt seien. Mehr als er zuvor erwartet hatte. Jeder habe anerkannt, wie souverän und gelassen er gewesen sei und welch gewinnende Ausstrahlung er gehabt habe. Vieles konnte er bei anstrengenden Veranstaltungen leichter nehmen als sonst. Auch sei es ihm leichter gefallen, an jenem Abend lange durchzuhalten und auch sehr spät noch aufnahmefähig zu sein.

Derart motiviert, sind nun einige Themen hinzugekommen, die er gern bearbeiten möchte. Die Sicherheit und Power, die an jenem Tag da waren, will er gern einfangen und öfter haben. Das ist nur zu gut verständlich. Ich bin gern bereit, Sebastian dabei zu unterstützen.

Er ist nun entschlossen, gemeinsam mit mir all die Themen anzugehen, die seine Haare und seine Lebensweise nachhaltig zu seinem Vorteil verändern. Die ihm helfen, sein Potenzial zu erweitern und seine Präsenz mit Natürlichkeit zu leben.

Die Unternehmenserbin

Johanna steht in der Blüte ihres Lebens. Sie hat zwei Söhne im Alter von dreizehn und fünfzehn Jahren, die natürlich pubertieren, keine Frage. Beide sind intelligent, höflich und lassen keine Gelegenheit aus, um Unsinn zu machen oder Streiche zu spielen. Kein Problem für Johanna, denn als gestandene selbstständige Schlossermeisterin hat sie siebzehn Angestellte. Seit Jahren behauptet sie sich als Mittelständlerin in einem reinen Männerbetrieb.

Als sie das erste Mal zu mir kommt, erfahre ich, dass sie schon einmal bei einer anderen Biofriseurin war. Gut, dann brauche ich nicht bei null anzufangen. Ich frage daher kurz ab, was sie bereits weiß, um sie nicht mit längst Bekanntem zu langweilen und ihr im Gegenteil etwas anderes mitgeben zu können. Erkenntnisse und Informationen etwa, die ich über die Jahre in etlichen Schulungen und natürlich in der Praxis erworben habe. Ein Wissen, dessen Anwendung den Zusammenhang zwischen Haaren und Körper und Lebensgestaltung noch intensiviert.

Als Erstes nehme ich ihre Haare und die Farbe unter die Lupe. Super Qualität, sehr viele Haare, fast achtzig Prozent Grauanteil. Außerdem hat sie ein hübsches Gesicht.

"Wissen Sie, wie viel Grauanteil Sie haben?"

"Nein, das ist schon zu lange her. Außerdem kommt immer wieder Farbe drauf." Früher, erzählt sie, hatte sie braune Haare. Die Farbe, die sie gerade trägt, finde ich zu dunkel, selbst als Pflanzenfarbe. Zu schnell sieht man den Ansatz. Wir diskutieren die Farbe und einigen uns darauf, dass sie etwas heller werden soll. Einfach angleichen an das, was jetzt der natürliche Zustand ist. Nicht grau werden, aber heller in der Farbe. Okay, sagt sie, darauf könne sie sich einlassen.

Vom Schnitt sind die Haare jetzt zu schwer, um das Deckhaar lang zu lassen. Deshalb werde ich die Vorderpartie so anpassen, dass die Vorzüge ihres Gesichts wirklich zum Ausdruck kommen können. Leichte Asymmetrie macht hier eine Menge aus. Ich frage sie, ob sie ihre Haare mag.

"Ja, klar mag ich meine Haare."

"Stört es Sie, dass sie so früh grau geworden sind?"

"Nee, das ist Veranlagung. Das ist in meiner Familie schon immer so gewesen."

Daran schließe ich nun meine nächste Frage an, ob es in ihrer Familie generationenübergreifende Themen gibt.

"Ähhh ..."

Ich merke, dass sie nicht sicher ist, ob sie sprechen kann.

"Wir sind allein", sage ich nur.

"Natürlich gibt es generationenübergreifende Themen. Allein schon, weil ich den Betrieb übernommen habe. Die Frauen in unserer Familie sind halt Frauen, die kochen, Kinder kriegen und Familie und Haushalt versorgen. Ich habe das durchbrochen, weil meine Eltern keinen Sohn bekamen."

"Hat Sie das Kraft gekostet?", ist meine nächste Frage. "Oder war es ganz natürlich, in den Männerberuf zu gehen?"

Sie lacht. "Nein, es war schon schwer, sich durchzusetzen bei den Männern. Wenn ein Vater sich so sehr einen Nachfolger wünscht und es kommt ein Mädchen, das dann den Sohn unbewusst ersetzen will, das ist nicht gerade einfach."

Ich stimme ihr zu. "Aber wie wurde denn die weibliche Seite sonst gelebt? Waren die Frauen bei Ihnen geachtet? Ging es ihnen gut?"

Na ja, wie es so ist: Die Eltern haben immer viel gearbeitet, sie haben den Familienbetrieb halten und sogar erweitern können. Sie hat ihren Eltern viel zu verdanken. Das ist eine Leistung, der ich gerne Anerkennung zolle.

Nur mit den zwischenmenschlichen Beziehungen haut es nicht immer so hin. Mit dem Vater kann sie nicht immer sprechen oder das sagen, was sie wirklich möchte. Auch hat sie immer viel gearbeitet und tut es bis heute, aber es wird vom Vater nicht anerkannt. Das kostet sie sehr viel Kraft. Natürlich will sie das so deutlich nicht sagen. Sie muss sich ja weiterhin durchsetzen können im Betrieb, den sie mittlerweile vollständig allein leitet. Wobei der Vater sich dennoch immer wieder einmischt. Und sie gibt zu, dass auch sie selbst Schwierigkeiten hat, ihren Betrieb zeitgemäß zu führen. Das macht graue Haare. Wer hat diesen Spruch noch nicht gehört? Von etwas graue Haare bekommen.

Auf meine Frage, ob sie denn an ihrem Haar gerne etwas ändern will, höre ich ein lautes und deutliches Ja. Wir einigen uns auf sechs Coachblöcke mit je drei Stunden. Ein Block im Monat. Einschließlich Haaren. Das heißt, die Haare werden auch gemacht in dieser Zeit. Das ist bedeutsam, denn den Haarzustand nutze ich auch, um zu sehen, ob sich etwas verändert hat.

Wird sie auch daran arbeiten, ihre Zeit zu optimieren, damit Zeit für die Aufgaben frei wird, die ich ihr mitgebe?

Sie zögert. Das gehe doch nicht und ob sie das wirklich alles machen müsse?

"Das ist nicht meine Entscheidung", sage ich. "Gibst du einhundert Prozent hinein, bekommst du einhundert Prozent zurück. Du bestimmst den Prozentanteil." Mittlerweile duzen wir uns. "Ich biete an, du kannst nutzen, was du möchtest. Aber es wird nicht gehen, dass wir das Gleiche bestellen, wenn wir etwas Unterschiedliches wollen."

Unternehmenserben werden oft mit dem heiklen Thema der Nachfolge konfrontiert. Besonders dann, wenn in einem klassischen Männerberuf statt des fehlenden Sohnes eine Tochter die Nachfolge antritt. Mit noch mehr Leistung und Anstrengung strampeln die Töchter sich ab, oft in dem Bewusstsein, wie groß der väterliche Wunsch nach einem Sohn war. Die Tochter möchte dann meist ganz besonders vom Vater anerkannt werden und leistet unendlich viel. Beide verschiedenen Ebenen sind getrennt anzuschauen, zu akzeptieren und loszulassen.

Deshalb ist es immens wichtig, über ein gutes Selbstvertrauen und Fachwissen zu verfügen, denn nur dann ist gewährleistet, dass die Firmenthemen in Ruhe und professionell angegangen werden können, gleichzeitig aber auch die Anerkennung durch den Vater gegeben ist. Das erfordert Mut, ein sicheres Auftreten und entschlossenes Handeln. Gerade auch im Austausch mit dem Vater, bis der schlussendlich sein Unternehmen der neuen Führung überlassen kann.

Einiges ist für Johanna ungewohnt. Beispielsweise arbeiten wir daran, dass sie ihrem Vater sagen kann, wenn ihr etwas nicht passt, und gleichzeitig die Balance halten kann, damit es emotional nicht so anstrengend wird.

Immer wieder arbeiten wir am Selbstbewusstsein, obwohl Johanna schon sehr viel Lebenserfahrung hat. Sie kann mit allen gut umgehen, aber wenn es um sie selbst geht, hat sie noch kein realistisches Bild von ihren wahren Qualitäten als Mensch, als Frau und auch als Tochter. Wir arbeiten mit Wertschätzungen für sie selbst. Dabei werden Tränen vergossen, und Wut wird zugelassen und eingestanden. Ebenso auch Trauer, weil es einfach nicht alles zu schaffen ist: Betrieb, Kinder, Frau sein, ein bisschen Zeit für sich haben. Das Coachpaket hilft dabei, regelmäßig an sich zu arbeiten. Auf diese Weise können Erfolge wahrgenommen und gefeiert werden.

Die Beziehung zu ihren Jungs verändert sich, wird leichter. Mit ihren Angestellten kann Johanna mit der Zeit sicherer umgehen und wird von den Menschen in ihrem Umfeld als "authentischer" wahrgenommen und stärker geachtet. Nicht zuletzt auch deshalb, weil wir das Neinsagen üben.

Die Haare sind mittlerweile heller geworden. Johanna selbst hat immer noch den Eindruck, dass sie braune Haare hat. In Wirklichkeit sind ihre Haare blond, und zwar abhängig davon, wie das Licht ist. Sie wirkt jetzt noch offener, weil die neue Haarfarbe viel stärker ihrer natürlichen Haarfarbe ähnelt. Was sich auch verändert hat, ist, dass die Anerkennung nicht mehr unbedingt von außen kommen muss. Sie macht ihr Ding, und wem es nicht passt – auch gut!

Eines Tages meint Johanna, dass die Coachstunden viel zu schnell vergangen seien. Aber es seien so viele Samen gesät worden, dass sie noch eine ganze Weile damit beschäftigt sein werde. Jetzt hat Johanna nicht nur Haare, die ihrer Natur sehr nahe kommen, sie wird auch oft angesprochen, weil ihre Haare so natürlich schön aussehen. Sie selbst mit all ihren vielen Themen wirkt nun einfach leicht. Dabei helfen ihr die Perspektiven und das Handwerkszeug, das wir zusammen erarbeitet haben.

Ihr Vater hat sich übrigens vollständig aus dem Betrieb zurückgezogen. Er zollt seiner Tochter Respekt für ihre Leistung, auch wenn er zugeben muss, dass sie einiges anders angepackt hat, als er es sich vorgestellt hatte.

Die Seminarleiterin

Ich nehme an einem Workshop teil, der von einer Ärztin geleitet wird. Klein, unauffällig und mit überneugierigen Blicken, die einfach alles aufnehmen, was irgendwo kreucht und fleucht. Nichts entgeht ihr. 'Wie anstrengend!', denke ich. Sie ist allerdings sehr interessiert und macht auch selbst einzelne Übungen mit, was ich sehr gut finde.

Eine Übung besteht darin, konkret auf die Menschen im Raum zuzugehen, die wir weniger sympathisch finden. Dabei sollen wir uns vorstellen, dass wir Macht haben über die jeweiligen Menschen oder stärker sind als die anderen Menschen im Raum. Irgendwie ist etwas mit der Ärztin und mir, und das kann nun in der Übung ausgedrückt werden.

Wir beide laufen aufeinander zu, haben uns sofort im Auge, beide gleichzeitig. Dass sie dasselbe für mich empfindet wie ich für sie, macht sie mir wieder sympathisch. Und es weckt bei mir eine gewisse Neugier. Ich beobachte sie natürlich schon eine ganze Weile, denn wenn ich von jemandem geführt werde, schaue ich mir diese Person stets sehr genau an und teste sie auch. Mir gefällt, wenn jemand standhält und Konflikten nicht aus dem Weg geht. Sie ist so jemand, Hut ab. Sie kann gut standhalten in Situationen, in denen viele umfallen.

Als ich höre, dass sie eine Clownsausbildung in ihren Beruf integriert hat (wie viele Ärzte aus dem Osten), die bei traumatisierten

Klienten geholfen hat, bin ich beeindruckt. Ihre Kreativität setzt sie ein, wo immer sie kann. Viele Ideen, gespickt mit einer Portion Humor, helfen ihr über schwierige Themen hinweg, mit denen sie immer wieder zu tun hat. Wunderbar. Es ergibt sich eine lange und anregende Unterhaltung, und wir fühlen uns beide genährt.

Sie erzählt mir, dass ihre Haare ein großes Thema für sie sind. Wie ich es sehe, gibt es einige Themen mit Grenzen. Ich frage sie, wie sie das sieht.

"Ja", räumt sie ein, "Grenzen sind ganz klar ein Thema bei mir. Ich arbeite viel zu viel. Bitte setzen Sie Ihre Idee gleich um!"

Bei ihren feinen Haaren ist ein kurzer Haarschnitt herausgewachsen, und der Pony ist viel zu lang. Die feinen Haare haben so vieles angenommen und den roten Faden für sich selbst verloren, wie auch sie selbst sich in schwierige Situationen bringt. Das Thema mit den Grenzen ist so deutlich, dass wir daraus viel gewinnen können. Vieles wird für sie deutlicher, sie braucht Kontur und Abgrenzung für sich und für andere.

Ich betone, dass es gut wäre, sie würde sich das erst einmal in Ruhe überlegen. Nein, beharrt sie, wenn ich mir sicher sei, dann solle ich es tun.

"Ja", sage ich spontan, "ich habe eine Idee. Normalerweise berate ich allerdings länger, denn meine Arbeitsweise ist ein Prozess, der begleitet werden will."

Sie ist sehr ungeduldig und will nun unbedingt etwas Neues ausprobieren. Ich sage ihr, dass meine Idee, den Pony richtig kurz zu schneiden, von ihrer Seite ein wohlüberlegter Schritt sein sollte.

Ich bin mir sicher, dass es ihr guttun wird. Die Sache ist nur, dass ich hier als Workshop-Teilnehmerin diejenige bin, die bekommt, und daher nicht wirklich begleiten kann. Das mache ich unmissverständlich deutlich. Aber sie will nun einmal unbedingt und jetzt sofort.

Mit meiner Schere kann ich sehr schnell sein. Schnipp, schnipp, kurzer Pony. Es kommt, was kommen musste: Sie braucht Begleitung. Das aber kann sie nicht zugeben, denn sie ist in der gebenden Rolle.

Zwei Tage vergehen, in denen sie stets einen großen Bogen um mich macht. Hilfe, was habe ich mir da wieder eingehandelt? Warum lasse ich es in meiner Freizeit nicht einfach gut sein? Die Sucht zu helfen lässt grüßen, gestehe ich mir ein, ein kleiner Rückfall.

Allerdings bin ich sehr sicher, dass diese Frau ihren neuen kurzen Pony nach einer ersten Phase des Annehmens lange behalten wird. In der ersten Phase, davon bin ich ebenfalls überzeugt, wird sie mich aus tiefstem Herzen sonst wohin wünschen.

Am dritten Tag stehen Übungen auf dem Programm, bei denen die Teilnehmer sich in die Augen sehen sollen. Während der Übungen treffen wir aufeinander und schauen uns in die Augen. Deutlich erkenne ich die erste Phase. Es ist einfach nur kurios, weil es eigentlich so harmlos ist und zugleich doch einen derart massiven Eingriff bedeutet. Wir nehmen unsere Gefühle wahr und können sie nicht ansprechen. Was für eine Situation! Dabei hat sie es selbst zu verantworten. Gott sei Dank bin ich in der Gruppe gut eingebunden.

Natürlich ist ihr Pony kurz geblieben. Ihre Frisur hat Format, aber noch immer sind Grenzen ihr Thema. Das sehe ich, als sie – viel später – in meine Praxis kommt. Hier kann ich nun viel mehr mit Feinabstimmung arbeiten. Ihren Haarschnitt legen wir so an, dass die Seitenkonturen weich geschnitten werden, aber dennoch klare Konturen, klare Grenzen zeigen. Sie erzählt mir, dass sie um ihr Problem lange gewusst habe, es aber bis dato niemand so auf den Punkt gebracht habe wie ich. Schon gar nicht in dieser Deutlichkeit, wo es zu sehen und zu fühlen war. Aber dadurch, dass sie es auf einmal geradezu körperlich spüren konnte, war sie bereit, noch einmal ganz anders an ihren Grenzen zu arbeiten.

Es war für sie ein schmerzhafter Prozess, sich mit nackter Stirn zu zeigen. In den ersten Tagen hatte sie schwer damit zu kämpfen, sich im Spiegel zu akzeptieren. Aber zugleich fühlte es sich irgendwie auch freier an, die Stirn zu zeigen, sich nicht mehr zu verstecken, Paroli zu bieten. Und auch beim Chef nicht immer klein beizugeben, wenn es um ihre persönlichen Belange wie etwa Pausen geht. Im Kollegium war sie die Erste und eine Zeit lang auch die einzige Person, die Pausen machte und einhielt und die ihre Kollegen darauf aufmerksam machte, wie es entspannter laufen kann. Bis schließlich einige nachzogen.

Zu sich selbst stehen und anderen helfen, ohne sich dabei selbst zu verlieren. Immer noch ist sie sehr engagiert, doch achtet sie heute viel besser auf sich. Auch wenn es noch so hektisch ist und viele Menschen etwas von ihr wollen, weiß sie, dass sie Pausen und Erholung im Alltag braucht. Selbst wenn die Mehrzahl der Kollegen dies nicht macht, ihr ist bewusst geworden, dass sie selbst es tun muss, damit sie länger durchhalten kann. Dadurch ist sie viel seltener krank. Zugleich verbesserte sich auch das Klima im Arbeitsumfeld. – Und das alles dank eines radikalen Ponyschnitts.

Im Schatten der Mutter

Die junge selbstbewusste Frau zeigt sich erstaunt, dass die Onlinebuchung geklappt hat, als sie meinen Laden betritt. Ihren Mantel lässig umgehängt, schaut sie sich neugierig um. Aha, es sieht hier anders aus als in den gewöhnlichen Friseursalons, stellt sie fest. Es riecht auch gar nicht nach Friseur. Auch das fällt ihr positiv auf.

Ich nehme ihr den Mantel ab und bitte sie, Platz zu nehmen. Auf die Frage, ob sie einen heißen Tee trinken möchte, kommt ein erleichtertes Ja. Kaffee, so sagt sie, sei viel zu heftig für sie. Den Fragebogen, den ich ihr gebe, füllt sie bereitwillig und ausführlich aus. Ja, sie beginnt geradezu, über sich zu schreiben. Ihr fällt auf, dass ich mehr von ihr wissen will, als lediglich zu erfragen, wie sie ihre Haare tragen möchte. Mehrfach sehe ich sie über einzelne Fragen schmunzeln.

Eine der wichtigsten Frage lautet: Was genau erwarten Sie heute von mir?

Merkwürdigerweise wird genau diese Frage oft gar nicht beantwortet, einfach übergangen oder meine Kundinnen können es tatsächlich gar nicht wirklich benennen. "Was genau ist das Wichtigste, was ich heute für Sie tun kann?", frage ich dann stets mündlich nach. So auch in diesem Fall.

Sie hat sehr feine und sehr viele Haare, die sie mit H_2O_2 aufgehellt hat. Das wirkt auf mich sehr künstlich. Die Haare hängen dadurch schlaff herunter. Die Schulterlänge ist erreicht, und die Haare sehen ein bisschen müde aus.

"Eigentlich möchte ich meine Haare in meinem Naturton haben", sagt sie.

Es sind ein paar graue Haare dabei, nicht viele. Sie ist um die vierzig. In diesem Alter beginnt nun einmal das Ergrauen, mal mit mehr, mal mit weniger Grauanteil.

Meine Kundin ist unsicher. Sie hat seit vierundzwanzig Jahren nicht mehr ihre natürliche Haarfarbe gesehen, und ihre Befürchtung, dass es langweilig aussehen könnte, ist groß. Ich nehme ihre Haare zuerst alle nach hinten, so werden ihre Haarkonturen deutlich und der Haaransatz wird sichtbar. Dort zeigt sich ihre natürliche Haarfarbe. Ihre Gesichtsfarbe und die eigene Haarfarbe sowie der Übergang zwischen beiden können jetzt besser begutachtet werden. Bei genauer Betrachtung weist ihr Naturton einen Touch ins Goldene auf, lediglich am Hinterkopf sind die Haare wie so oft noch etwas dunkler und matter.

"Irgendwie möchte ich meine eigene Haarfarbe haben."

Es ist ihr eigenes Haar. Was meint sie? Irritiert frage ich nach.

"Nein, so meine ich es nicht", erwidert sie sofort. "Als ich sechzehn Jahre alt war, habe ich meiner Mutter die Haare gefärbt. Es war noch ein Rest in der Schüssel, und so trug ich dieselbe Farbe auch auf meine Haare auf. Von dem Moment an habe ich meine eigene Farbe nicht mehr gesehen. Irgendetwas war anders. Ohne groß nachzudenken, habe ich seither immer gefärbt."

Unauffällig frage ich weiter, wie ihr Verhältnis zu ihrer Mutter war. Sie war eine sehr erfolgreiche Frau, von niederen Arbeiten hatte sie sich hochgearbeitet zu einer anerkannten Seminarleiterin im Businesswesen. Während sie erzählt, fällt meiner Kundin auf, dass sie immer im Schatten ihrer Mutter stand und vieles lebte, was die Mutter gut fand.

Jetzt redet sie. Sie erzählt, dass sie auch ihre Freunde danach aussuchte, ob diese ihrer Mutter gefielen. Sie kleidete sich so, dass es die Zustimmung ihrer Mutter fand. Obwohl sie stets gut gekleidet war, fühlte es sich immer ein bisschen zu steif an. Die Farben eine Nuance zu hart, und ihre Haarfarbe hat ihr vom Gefühl her schon lange nicht mehr gutgetan.

Auf einmal fängt sie an zu weinen. Auch ihren Beruf hat sie ausgewählt, um die Anerkennung ihrer Mutter zu gewinnen. Eigentlich hat sie immer Schriftstellerin werden wollen. Das sei doch nichts Anständiges, war der Kommentar ihrer Mutter.

Das Schlimmste für sie ist, dass sie mit der Zeit ihrer Mutter immer ähnlicher wird. Das aber will sie auf gar keinen Fall. Aber mit ihren Naturhaaren kann sie sich sich selbst auch nicht vorstellen. Ich schlage ihr vor, es einfach auszuprobieren. Wenn sie der Meinung ist, dass es gar nicht geht, können wir immer noch zu ihrer herkömmlichen Farbe zurückkehren.

Beim Anblick der Liege freut sie sich auf die Entspannung. Mit leiser Musik und einer langsamen, entspannenden Kopfwäsche sind ihre Ängste auch schnell weggewaschen. Eine wichtige Pause für die Seele, um durchzuatmen. Den Alltag anhalten. Einfach nur anwesend sein.

Es dauert eine Weile, bis sie nach der Kopfmassage wieder zu sich kommt. Entspannt kann ich nun die Farbe auftragen.

Während ich dies tue, runde ich die Beratung ab mit Hinweisen zu Ernährung und Lebensweise, die ihr Selbstvertrauen und auch ihre Stabilität langfristig unterstützen können. Überdies wende ich mit ein paar geübten Griffen einen Tipp aus der Klopftechnik an. Ich zeige ihr, wie sie durch einfaches Klopfen auf die Thymusdrüse ihr Selbstbewusstsein stärken kann, indem sie sich gleichzeitig laut bestätigt, etwa mit dem affirmativen Satz: "Ich liebe, achte und ehre mich."

Immer wieder höre ich von ihr, dass ihre Mutter ihr dieses oder jenes vorschlug und sie sich daran gehalten hat. Was für die Mutter gut war, muss nicht unbedingt für sie als Tochter gelten. Ihre Aufgabe ist es nun, immer wieder herauszufinden, was ihr eigener Wunsch ist in Bezug auf ihre Haare, ihr Aussehen und ihre Ernährung. Ihr wird dabei bewusst, dass sie so vieles anders machen wollte als ihre Mutter – und letztlich doch genau das Gleiche gemacht hat.

Mit kleinen Schritten leiten wir nun Veränderungen ein. Als die Farbe am Ansatz fertig ist, ist sie so glücklich über ihre Naturhaare, die vor Brillanz nur so strahlen, dass sie fast vom Stuhl springt. Sie setzt sich näher an den Spiegel und will es ganz genau unter die Lupe nehmen.

"Umwerfend, einfach umwerfend!"

Sofort nehme ich eine neue Dynamik wahr. Es ist, als ob neuer Schwung in ihr wach wird, und auf einmal sprudelt es aus ihr heraus.

Das Färben mit Pflanzenfarbe ist ein Prozess, bei dem alle vier bis acht Wochen die Pflanzenfarbe auf den Haaransatz aufgetragen wird, damit die Chemie allmählich rauswachsen kann. Gleichzeitig arbeiten wir weiter an ihren Themen.

Mit jedem Mal verbessert sich die Qualität ihrer Haarsubstanz merklich. Immer stärker kommt auch ihre eigene Persönlichkeit zur Geltung, schält sich ihr eigener Typ heraus. Sie ist mutig und verfügt über einen leisen Witz mit viel Herz. Vieles, was ihrer Mutter Angst machte, hat sie unterlassen, das fällt ihr immer deutlicher auf. Aber jetzt verspürt sie Lust auf neue Abenteuer. Zum Beispiel Fallschirmspringen. Und selbst fliegen wollte sie auch schon immer. Wow!

Es ist wunderbar zu erleben, dass sie tatsächlich auch zu schreiben anfängt. Zunächst in ihrer Freizeit, neben dem Job. Dann kann sie kleine Artikel veröffentlichen. Und schließlich hat sie ein Kinderbuch vollendet und dafür einen Verlag gefunden. Ihre Kraft schöpft sie aus den vielen Abenteuern, die sie sich gönnt. Ihre Lebendigkeit kommt von innen, und das strahlt sie aus. Ganz langsam erntet sie auch von ihrer Mutter Bewunderung, was sie wirklich freut. Sie will sich aber nicht mehr abhängig machen von ihr.

Ihre Haare haben neuen Schwung und fallen leicht und natürlich um ihr Gesicht. Es ist wunderbar zu sehen, wie sie aufgeht und was alles passiert in ihrem Leben. Ein gutes Beispiel, wie eine kleine Veränderung große Wirkungen zeigen kann. Endlich ist sie bei sich angekommen! Auch ihre Garderobe ändert sich, die Kleidung wird weicher, fraulicher. Alles, was sie als Frau unterstützt, kann sie jetzt annehmen.

In weiteren Sitzungen arbeiten wir immer wieder kleine Details aus, die dazu führen, dass der Umgang in ihrem sozialen Umfeld viel ausgeglichener wird. Viel schneller weiß sie nun, was gut ist. Vieles, was nicht so gut ist, nimmt sie gar nicht erst in Angriff.

Einige Wochen später sehe ich sie mit ihrer Mutter nebeneinander in einem Café sitzen. Da sie mitten in einer lebhaften und gleichberechtigten Unterhaltung stecken, bemerken sie mich gar nicht.

Beide gehen nun ihre eigenen Wege, es verbindet sie nicht mehr die Haarfarbe, sondern die Akzeptanz der Unterschiedlichkeit – mit vielen Ähnlichkeiten.

Siebzig Jahre – und nu?

Hariett ist fit, gesund und lange geschieden. Sie hat drei Kinder, fünf Enkel und einiges an ganzheitlicher Erfahrung hinter sich. Die Familienthemen sind aufgearbeitet. Ihre freie Zeit nutzt sie gern spontan. Reisen, Kurzurlaube, aber auch mal als Gast bei Trainings einspringen. Und natürlich ist sie stets bereit zur Unterstützung der Familien, als Betreuerin der Kleinen. Meist ist sie gut gelaunt. Alles könnte gut sein. Wäre da nicht die farblose und stumpfe Farbe ihrer Haare, die doch einmal so wunderbar geglänzt haben. Also entscheidet sie sich für ein Jahrestraining bei mir und ist gespannt, was es ihr bringen wird.

Als sie nach längerer Zeit wieder einmal kommt, den Termin hat sie mehrfach verschoben, herrscht einfach nur Freude, dass wir uns sehen und dass ich etwas für sie tun kann. Ihre Familie hatte den Vorrang erhalten, daher war sie ganze neun Wochen nicht mehr bei mir gewesen. Obwohl ihre Farbe längst überfällig ist. Aber was sie alles wieder gemacht hat!

Ihre Enkel, vier und sieben Jahre alt, waren vier Tage bei ihr zu Besuch, in der anderen Familie hat sie Feuerwehr gespielt, weil eine Schwiegertochter im Examen steckte und die Kinder betreut werden mussten. Natürlich fallen dann auch Hausarbeiten an, die sie beinahe nebenbei erledigt. Über strahlende Kinderaugen, egal wie alt, freuen wir uns einfach immer. Wenn es sein muss, fährt sie auch mal flugs mit dem Auto hin und her und erledigt die Alltagssachen, die zwischendurch auch noch anfallen. Und dann hatte ihr Sohn Zusatztermine bekommen, die für sein berufliches Fortkommen sehr wichtig waren, auch da war sie mal eben schnell eingesprungen.

Glücklich, aber dennoch etwas müde, sitzt sie endlich bei mir. Ich höre, dass sie mit ihrer Familie wirklich sehr zufrieden ist. Und dennoch – etwas fehlt ihr. Ein Austausch, der für sie wichtig ist. Nicht als Mutter oder Großmutter, sondern auf Augenhöhe, mit ihresgleichen. Sie ist so fit und beweglich, aber in dieser Hinsicht weiß sie einfach nicht weiter. Mit ihrer Haarfarbe und ihrem Schnitt sind wir uns schnell einig. Brillanz und Glanz sind angesagt. Und den Haarschnitt gestalten wir so, dass ihre entzückenden Locken wieder zum Vorschein kommen.

Das Anliegen, etwas für sich selbst und nur in ihrem Sinn zu gestalten, dazu lasse ich mir etwas anderes einfallen. Ich frage sie, ob sie sich etwas vorstellen könne und ausprobieren wolle?

"Ja, gerne!"

"Also, wie wäre es, wenn du dir einen Dialog mit dir selbst als Sechzehnjährige vorstellst? Was würdest du dir selbst beantworten, wenn du dich als Teenager befragst? Zum Beispiel: Ich weiß nicht, wie ich an die Leute kommen kann, die mir gefallen? Oder was macht dir wirklich Spaß? Wie kleide ich mich ein bisschen fetzig zwischendurch? Welchen Spaß würde die Sechzehnjährige dir heute gönnen?"

Sie ist begeistert und hat einen Heidenspaß dabei. Jetzt sieht und beschreibt sie meine Räume mit den Augen einer Sechzehnjährigen. "Die Liege ist echt cool!", sagt sie und dass sie hier gern einmal arbeiten und etwas ausprobieren würde. Und die Kimonos wären ja wohl auch voll der Hammer! Total gut. Eine Neugier auf das Leben kommt wieder durch. Und ein breites Grinsen ziert ihr Gesicht.

Zurück im Hier und Jetzt kommt allerdings ein Aber.

"Schade", sage ich nur, "deine Sechzehnjährige weiß, wie es geht. Und du als Weise entscheidest, wann es geht. Du hast die

Wahl, dein Leben jeden Tag neu zu gestalten mit deinen Möglichkeiten."

Verdutzt sieht sie mich an.

"Ja, warum eigentlich nicht …!"

Ich erfahre, dass sie total gerne spielt. Mit ihren Enkelkindern und genauso mit ihresgleichen, etwa Kartenspiele wie Doppelkopf. Das passt auch zu ihren vielen lustigen Löckchen. Jetzt möchte sie Menschen finden, mit denen sie in ihrem Umfeld Spiele ausprobieren kann.

Ich ermuntere sie dazu, der Energie, die sie als Heranwachsende hatte, nachzuspüren und dann einen Teil davon wieder neu ins Leben einzuladen. Unbedarft und spielerisch an die Dinge herangehen, ein bisschen verrückt sein vielleicht.

Des Weiteren schauen wir die Identitäten an. Welche gibt es überhaupt, und wann können wir welche unterstützend nutzen? Wann können wir einfach nur sein? Als Großmutter profitiert sie natürlich von der Erfahrung und auch von der Gelassenheit des Alters. Als Freundin und Frau hingegen könnte sie – mit all ihrem heutigen Wissen – sich ausprobieren und ausleben. Beispielsweise mal einen Nachmittag durch die eigene Stadt spazieren und dabei so tun, als sei sie fremd und gerade achtzehn Jahre alt. Aus dem eigenen Lebensschatz bestimmte Haltungen kombinieren, Pubertät, Mutterschaft und Altersweisheit gleichermaßen zulassen, das Glück spüren, alt werden zu dürfen. Auch die Freude und den Humor in das Leben einladen. Haarfarbe, Kleiderfarbe und Formen noch einmal überprüfen, sich an dem Gelebten erfreuen sowie auch die Stille genießen.

Ihr Reichtum wird ihr noch einmal ganz neu bewusst. Dankbar verabschiedet sie sich. Entschlossen, offener für ihre Bedürfnisse zu sein und diese ernst zu nehmen und ihren Tag für sich noch kreativer zu gestalten.

Die Haarfarbe des Vaters

Eine Studentin mit blonden Locken betritt mein Geschäft und möchte sich beraten lassen. Ihre Haare fallen seidig in ihr Gesicht, sie hat ein sehr einladendes, schönes Lächeln. Eine ansprechende junge Frau mit einer gewissen Ernsthaftigkeit. Sie ist die Tochter einer Kundin, und ich frage mich, was ich wohl für sie tun kann. Ihre Haare mag sie nicht wirklich, erfahre ich, obwohl sie ein helles Blond hat, das wunderbar ihr Gesicht unterstreicht.

"Welche Farbe würde Ihnen denn gefallen?", frage ich.

"Jede andere, nur nicht diese!" Rot, Braun, Gold – egal, das Blond muss weg!

"Was verbinden Sie mit den blonden Haaren?"

"Meinen Vater."

Das scheint ein heikles Thema zu sein, so dass ich behutsam nachfrage, was ihr Vater für sie bedeutet.

"Ich bin total wütend auf ihn! Und jetzt sehe ich ihm immer ähnlicher, besonders durch die Haarfarbe. Meine Mutter hat sich hoch verschuldet, damit ich letztes Jahr Abi machen konnte. Mein Vater hat seinen Teil der Unterhaltsleistungen nicht gezahlt. Und er hat mir sogar gesagt, wie er es geschafft hat, das Jugendamt auszutricksen, damit er meinen Unterhalt nicht zahlen muss. Das hat so wehgetan! Bafög habe ich nicht bekommen, weil das Gehalt von beiden Eltern angerechnet wird, obwohl mein Vater gar nicht zahlt. Der ist immer noch sauer, weil meine Mutter ihn damals nicht geheiratet hat. Und ich lebe jetzt am Existenzminimum. Den Besuch heute bei Ihnen habe ich zum Abi geschenkt bekommen, weil ich unbedingt eine andere Haarfarbe will. Mit meinem Vater möchte ich erst einmal nichts mehr zu tun haben."

Ich kann sehr gut nachvollziehen, dass sie wütend ist und Probleme damit hat, ihrem Vater so ähnlich zu sehen. Dennoch weise ich sie darauf hin, dass eine andere Haarfarbe nur eine Übergangslösung für sie sein kann. Denn es kann durchaus passieren, dass dieses Thema an einer anderen Stelle wieder hochkommt. Manchmal bleibt tatsächlich nichts anderes, als anzunehmen, was ist.

Sie fasst Vertrauen und berichtet Einzelheiten: Als sie achtzehn war, erhielt sie vom Jugendamt ein Schreiben, in dem ihr mitgeteilt wurde, dass ihr Vater ein Unterhaltszahlungsdefizit von 40.000 Euro angehäuft hatte. Inzwischen, sie ist jetzt zwanzig, beläuft sich der Betrag auf 60.000 Euro. Und das sind gerade mal die Mindestbeiträge!

Zu ihrem achtzehnten Geburtstag hatte er eine Riesenfete spendiert und ihr wahnsinnig teure Kleider gekauft, obwohl sie gar keine haben wollte. Die Kluft zwischen Tochter und Vater wurde immer größer, da sie es nicht schafften, eine richtige Beziehung zueinander aufzubauen und miteinander zu kommunizieren. Nicht genug damit, dass er ihr zustehendes Geld vorenthielt, er erklärte ihr auch noch, wie er das Jugendamt hinterging! Verletzte Menschen verletzen.

Ihre Mutter hatte bereits geraume Zeit vergeblich versucht, das ausstehende Geld bei ihm einzufordern. Jetzt wandte sich die Tochter mit ihrem Wissen selbst an das Jugendamt. Leider zu spät. Denn ihr Vater hatte sein gesamtes Eigentum zwischenzeitlich seiner jetzigen Ehefrau überschrieben. Folglich brauchte er rein rechtlich betrachtet gar keinen Unterhalt mehr zu zahlen.

Der Mutter war es zuvor auch mit Hilfe des Jugendamtes nicht gelungen, das Geld zu bekommen. Nur mit Unterstützung eines

Anwalts und eines Detektivs wäre es möglich zu beweisen, dass der Vater zahlungsfähig ist. Da sie der emotionalen Belastung nicht mehr gewachsen war, hatte die Mutter dem Kindsvater schließlich schriftlich mitgeteilt, dass sie auf den Unterhalt verzichte. Seine Antwort darauf lautete, dass seine Tochter jederzeit zu ihm kommen könne und er ihr helfen würde, egal worum es gehe.

Als die Tochter ihn beim Wort nimmt und seine finanzielle Unterstützung erbittet, um ein Studium zu beginnen, lässt er sie jedoch abblitzen. Null Hilfe! Keine Chance auf Studium. Leider ist dies kein Einzelfall. Die Kinder müssen in solchen Fällen beweisen, dass ihre Väter zahlungsfähig sind. So auch die Studentin, die nun bei mir sitzt. Auf der äußeren Ebene im integralen Kontext ist das zunächst ihre Aufgabe, innerlich aber ist sie zutiefst verletzt und auch wütend und traurig.

Der innere Prozess, der notwendig ist, um Frieden zu finden, besteht darin, anzunehmen, was ist, loszulassen und zu vergeben – was viel Zeit braucht, aber enorm wichtig ist. Denn was bei den Eltern abgelehnt wird, wird sich früher oder später im eigenen Leben wiederfinden. Entweder in einem gegensätzlichen Verhalten oder in einem exakt identischen Verhalten.

Das bedeutet nun aber nicht, dass Gefühle keinen Raum bekommen sollen. Nachdem sie ihre Geschichte erzählt hat, wird mir klar, dass sie ihre Wut bislang immer unterdrückt hat.

Gern verändere ich ihre Haarfarbe auf natürlichem Wege in eine andere Farbrichtung. Mit der erstmaligen Veränderung der Haarfarbe setzt sie ein Zeichen, es ist ein Schritt zum Neufinden ihrer Persönlichkeit. Damit einher geht auch ihre Entscheidung, ihren Vater zu verklagen. Ihr Ziel ist es, einen Vollstreckungstitel zu bekommen, der dreißig Jahre gültig ist. Das gibt ihr ein besseres Gefühl.

Ich stärke sie in ihrer eigenen Position und habe Mitgefühl mit ihr und auch Respekt vor ihren Entscheidungen. Es steht mir nicht zu zu bewerten, doch auch wenn ich sein Verhalten nicht gutheiße, gilt auch dem Vater mein Mitgefühl dafür, dass er offenbar nicht anders handeln kann. Schade, was er sich dadurch für eine tolle Tochter entgehen lässt. Allerdings geschehen manchmal kleine Wunder, die allein die Zeit vollbringt. Nach einer Weile können manche Menschen mit veränderten Haltungen wieder aufeinander zugehen. Ich würde es diesen beiden wünschen.

Die Wellness-Hure

1998 behandele ich eine Dame aus Russland, deren Job ich nicht kenne. Ihren Eintrag zum Beruf in meinem Fragebogen kann ich einfach nicht verstehen. Die Frau ist Ende dreißig, in den besten Jahren und scheint viel Erfahrung mit Menschen zu haben. Immer wieder bin ich angenehm überrascht, wie sie es versteht, sich zu kleiden. Anziehend, ohne aufdringlich zu sein, modern, aber nicht zu gewagt, und dennoch immer garantiert ein Hingucker.

Ihre Haare sind hellblond, vereinzelt grau und wunderbar mit Pflanzenfarbe zu bearbeiten. Ich freue mich auf diese Arbeit. So helle Haare mit einem Hauch Pflanzenfarbe – wunderbar! Ihr Oberkopf ist empfindsam, und sie hat den Wunsch, nur behutsam berührt zu werden. Insgesamt wirkt sie zart, etwas hilfsbedürftig und sehr weiblich.

Die Körperarbeit, die sie bei mir macht, geht ihr oft sehr nah. Sie möchte sich mehr schützen. Viele Übungen und eine liebevolle Umgebung können den eigenen Schutz stärken. Auf diese Weise lernt sie, ihre Grenzen zu öffnen, zu schließen und zu halten.

Schließlich erzählt sie von sogenannten Workshops, in denen sie ihre eigene Geschichte verarbeitet. Ich vermute, dass sie sexuellen Missbrauch in jedem Alter erlebt haben muss. Und dann offenbart sie: "Sexualität leben habe ich gelernt, das kann ich. Ich kann gut und schnell Geld verdienen. Scham und Ekel habe ich hinter mir. Sex zu leben, scheint mein Leben zu sein. Das, was ich machen kann, ist, anders damit umgehen. Also nutze ich meine ganzheitlichen Workshops, um der Sexualität eine ganzheitliche Richtung zu geben. Ich nutze ganz einfach die starke Energie des Wurzelchakras, um diese Kraft umzulenken in eine Kraft für die eigene Selbstheilung."

Mein Gesicht hätten Sie sehen sollen, als ich diesen Satz das erste Mal von ihr hörte. Ich bin nun wirklich nicht auf dem Mond groß geworden, dennoch ist es für mich nicht alltäglich. Ich nehme es mal so an, wie ich es höre, denn warum sollte sie mir etwas erzählen, was sie nicht erlebt hat? Schließlich kommt sie zu mir, damit ich sie unterstütze und nicht, um mich für ihre Workshops zu akquirieren. Nur – was genau möchte sie von mir?

Jeder Mensch sucht Liebe und das Gefühl des Angenommenseins – so wie er ist. Sie ist sehr froh, darüber einmal reden zu können. Dennoch habe ich eine andere Einstellung als sie. Menschen – Frauen und Männer – sexuell zu bedienen, bedeutet immer auch, sich auf die größte Kraft und Energie des anderen einzulassen. Das scheint ein sehr schmaler Grat zu sein. Sexuelle Heilung, kann ich mir vorstellen, brauchen in unserer Zeit offenbar sehr viele Menschen. Das wird allein schon deutlich an der verklemmten Sprache, die wir hier im Westen für die Sexualität haben.

Wo die wenigsten Paare offen über ihre Sexualität untereinander sprechen und zugeben, welche Neigungen und Wünsche sie haben. Alte Verletzungen werden kaum angesehen oder auch nur benannt. Und wie soll man beispielsweise die Geschlechtsteile benennen, ist man/frau gerade bei der schönsten Sache der Welt? Etwa "Dein Glied gefällt mir. – Oh ja, deine Scheide auch!"? Welch eine bescheidene Sprache für die Männlichkeit/Weiblichkeit. In der ganzheitlichen Arbeit werden viele Anregungen aus dem Tantra genommen und oft ein wenig verkannt. Die Sprache hört sich ein wenig weicher an, Lingam für den Penis und Yoni für die Scheide. Mit Worten umzugehen, hat mehr Bedeutung, als uns oft klar ist.

Wertschätzendes und Vernichtendes, gerade bei einem sensiblen Thema wie Sexualität, hat eine große Wirkung. Den eigenen Körper zu kennen und zu achten und mit ihm in Achtsamkeit umzugehen sowie den Atem in verschiedene Bereiche zu führen, ist eine hohe Kunst. Es kann als eine Erweiterung von Yoga gesehen werden. Disziplin, Meditation und Vertrauen sind wesentliche Merkmale. Ebenso wichtig ist es, einen Raum zu gestalten und zu halten, in dem eine vorsichtige Annäherung an das Thema stattfindet.

Was hat das mit den Haaren zu tun? Auf dem Kopf befinden sich, analog zu den Fußreflexzonen, auch Kopfreflexzonen. Sind Menschen in diesem Bereich sehr bedürftig, kann es an verschiedenen Stellen zu Juckreiz kommen und sogar zu Schuppenflechte an manchen Kopfstellen.

Es ist jedenfalls ein Thema, das besonderen Schutz braucht, und Menschen mit diesem Hintergrund verletzen sich manchmal ein Leben lang weiter, oft einfach nur, weil sie dies so kennengelernt haben. Heilung vor diesem Hintergrund scheint mir fraglich, und das sage ich ihr auch.

Denn aus meiner Sicht nimmt sie zu viel von dieser starken Energie nicht nur über ihre Haare auf. Die Haare sind fein und wie ein Schwamm. Ist es ein Akt der Liebe, so ist die Energie der Liebe in der Luft. Ist es ein Akt der Gier, liegt diese in der Luft und wird mit aufgenommen. Was immer es ist, es liegt in der Luft, und die Haare nehmen es auf. Das glauben Sie nicht?

Stellen Sie sich vor, Sie gehen in einen Bioladen und kaufen ein. Oder in einen Schlachthof. Was glauben Sie, wo Sie sich wohler fühlen?

Deshalb auch Achtung bei One-Night-Stands. Oft weiß keiner genau, was der andere mitschleppt und weitergibt – und wie sich unbewusst richtig fiese Energien festsetzen. Reinigen und Kennenlernen, nicht nur wegen Aids, sind ein guter Schutz. Was ich daher empfehle: Mal über Sex reden, bevor er gemacht wird. Ruhig mal ein bis drei Monate warten. Eine kleine Übung. Und schauen Sie mal, was das mit Ihnen macht.

Zurück zu meiner Kundin. Erst wenn etwas nicht mehr gemacht wird, kann erfahren werden, wie schädlich manches ist. Auch die Hände sind sehr wichtig. Davon ausgehend, dass das Wurzelchakra (der Unterleib) wirklich die größte Kraft ist, die ja auch Leben spenden kann und Kraft und Entspannung freisetzt, arbeiten wir weiter am Selbstschutz. Ich empfehle ihr, sich noch besser zu schützen. Denn entgegen ihrer eigenen ganzheitlichen Ausrichtung ist nicht damit zu rechnen, dass das jede Ihrer Kundinnen/Ihrer Kunden auch so sieht. Es ist fraglich, ob sie auf einem ganzheitlichen Weg sind oder einfach nur ihre Sexualität ausleben möchten. Als ich dies anspreche, stimmt sie mir zu. Es ist ihr Traum, dass ihre Leistung heilend sein kann, die Realität jedoch sieht anders aus.

Haare sind an Nervenenden gebunden. Je feiner die Haare, desto intensiver das Gefühl. Wie beschrieben, fühlt sie auch schnell, was Menschen wollen, kann sich in sie hineinversetzen. Aus einer Erfahrung und einem Empfinden heraus. Doch zu welchem Preis? Viel Duschen und Reinigungsrituale sind ihr wichtig. Das lässt ahnen, wie tief die Erlebnisse gehen können. Hellblonde Haare sind von außen und innen sinnlich. – Selbstheilungen sehen anders aus!

Über die Haare schaue ich mir genauer ihre Ressourcen und gleichzeitig ihre Themen an. Ich bin beeindruckt und berührt und betrachte aus meinem Abstand heraus ihre Geschichte und ihre Arbeit. Ich frage sie, ob sie nicht etwas anderes machen möchte. Etwas, bei dem sie sich besser schützen kann. Das habe sie schon so oft probiert, sagt sie resignierend, sie komme aber einfach nicht mit dem wenigen Geld aus. Daher wolle sie noch eine Weile weitermachen.

Ich höre, dass manche Kunden ihr emotional nahekommen, obwohl es klare Regeln gibt. Vom Kunden/von der Kundin wird Passivität erwartet. Es gibt keine Vereinigung, und der Kunde/die Kundin lässt alles geschehen. Sich energetisch und körperlich zu schützen, ist das oberste Gebot bei ihrer Arbeit.

Allmählich gibt sie zu, dass sie sich manchmal doch ekelt und sich auch nicht überall outen möchte. Sie weint. Als sie sich beruhigt, bitte ich sie zu schauen, wo sie herkommt und was sie in ihrem Leben geleistet hat. Ich erinnere sie daran, sich nicht zu vergleichen mit irgendjemand anderem, sondern den Verlauf aus ihrer eigenen Geschichte wertzuschätzen und offen zu sein für etwas anderes. In den Einzelstunden arbeiten wir an ihrem eigenen Mitgefühl und ihrer Selbstvergebung.

Dadurch, dass sie sich schon einiges angesehen hat in ihrer Geschichte, kommen wir rasch weiter. Bis auf einmal eine Sperre auftritt. Sie bleibt dabei, sie möchte ihren Job weitermachen. Es gibt Zeiten, da macht sie es gern, höre ich. Sie ist erwachsen und hat ihre Wahl getroffen. Ich frage nochmals, ob ihr klar ist, dass sie sich selbst am meisten schadet. "Ja."

Natürlich schneide und färbe ich ihre Haare in dieser Phase. Sie mag es sehr, sich mit ihrem natürlichen Haarglanz zu sehen. Das energetische Schutzprogramm, das wir erarbeitet haben, wirkt, so dass sie noch achtsamer ist mit dem, was sie tut. Dennoch kann sie das natürlich nicht vor dem Eigentlichen schützen.

Wir bleiben wegen der Haare in Kontakt, das wünscht sie sich, und sie wird an neuen Möglichkeiten für sich arbeiten. Ich gebe ihr eine Adresse von einer Klinik, falls sie es sich anders überlegen möchte, und empfehle ihr, sich einfach einmal zu informieren. Mit einer Umarmung verabschieden wir uns.

Zwei Jahre später sitzt sie wieder bei mir. Sie erzählt, dass sie in der Klinik war und heute nicht mehr so viel verdient, sich dafür aber nur noch um sich selbst kümmert. Dabei strahlt sie mich an.

Holzbein und Lebendigkeit

Die folgende Geschichte ist in ihrer Einzigartigkeit etwas ganz Besonderes.

Es klopft an meine Tür. Eine Frau mittleren Alters, zwei Stöcke in der Hand, steht vor meinem Geschäft und möchte eingelassen werden. Ihre Haare brauchen einen Haarschnitt. Die Augen sehen mich ein wenig unsicher an. Eigentlich sieht sie lebensfroh, erfahren und liebenswürdig aus. Aber irgendetwas ist mit ihr. Langsam kommt sie herein und erfreut sich sichtlich an der Ausstattung meines Geschäfts. Umständlich nimmt sie Platz, denn dazu muss sie zuerst ihre Krücken weglegen.

Ich gebe ihr den Beratungsbogen und bitte sie, ihn auszufüllen. Dann bringe ich ihr frischen Tee und setze mich ihr gegenüber. Ich frage, was sie zu mir führt. Das weiß sie auch nicht genau. Normalerweise gehe sie bei sich zu Hause um die Ecke zum Friseur. Das ist näher und kostet auch nicht so viel. Üblicherweise greife ich auf mein stabiles ganzheitliches Programm zurück, um zu verdeutlichen, wie nachhaltige Haarpflege aussehen kann und was ich zu den Haaren der Kundin zu sagen habe, aber etwas hält mich zurück. Ich halte inne. Sicher kennen Sie das auch, dass Sie anfangen und wissen: Hier geht noch etwas anderes. Leise frage ich: "Gott, was willst du, das ich mit dieser Frau tue?"

"Sprich mit ihr über Sex."

Äh – bitte?

"Sprich mit ihr über Sex", kommt es wieder.

Ähem, sorry! Ich kenne diese Frau nicht, und ich habe nicht gerade den Eindruck, dass sie so ein Anliegen mit mir teilen möchte. Außerdem ist sie hier bei mir in meinem Laden, primäres Thema: Haare.

Keine Antwort.

Ich versuche es noch einmal: "Hallo, das kann jetzt nicht dein Ernst sein!"

Keine Antwort.

Äußerlich bin ich einfach nur ruhig. Für die Kundin sieht das so aus, als ob ich gar nichts mache. Ich lächele sie an und denke: 'Nun ja, Auftrag ist Auftrag.' Also lese ich vor, was sie eingetragen hat. Eine Frage im Beratungsbogen will wissen, was sie von mir erwartet. "Neues" hat sie geschrieben. Wie dehnbar, denke ich nur und frage dann:

"Wie sind Sie mit Ihren Haaren zufrieden?"

Antwort: "Ja, geht so. Sind etwas zu lang."

"Mögen Sie Ihre Haare und besonders die Wellen und Locken, die Sie haben?"

Wieder kommt: "Ja, mag ich. Früher hatte ich ganz viele Locken, nur durch die OP sind auch die Locken zurückgegangen. Mir ist mein linkes Bein abgenommen worden", erzählt sie. "Ich muss jetzt viele Medikamente nehmen."

Ich frage, wann das passiert ist.

"Letztes Jahr. Ein Unfall."

Sie hat eigentlich immer rege am Leben teilgenommen und mit ihrem Mann viel erlebt, ist gern und oft gereist, hat viel Glück und Spaß gehabt. Doch jetzt sei sie so eingeschränkt im Alltag, alles durch das Holzbein.

Ah ja? Ich frage noch einmal nach: "Sicher haben Sie eine angepasste Prothese." "Jaja, schon. Es ist aber jetzt alles ganz anders in meinem Leben."

"Wenn ich Ihnen die Haare abschneide, was halten Sie davon, wenn ich das letzte Jahr energetisch mit abschneide?", schlage ich ihr vor.

Dann fordere ich sie auf:

"Bitte sammeln Sie die Zeit einmal visuell, Ihre Erlebnisse, Eindrücke, Gefühle, Schocksituationen. Lassen Sie all diese Bilder noch einmal vor Ihren Augen wirken. Der Unfall selbst, die Fahrt ins Krankenhaus, die Diagnose, die OP. Das anschließende Gefühl, wie es war, kein Bein mehr zu haben und dennoch weiterleben zu können. Die Tatsache, in dieser und weiteren Akutsituationen aufgefangen worden zu sein. Am Unfallort durch die Helfer und Ärzte, die sich um Sie gekümmert haben, auch in der folgenden Zeit. Denken Sie daran, was Ihnen jetzt alles möglich ist. Und auch, wie Ihr Mann jetzt zu Ihnen steht und welche Wünsche offen sind - vor dem Hintergrund der heutigen Tatsachen. Sammeln Sie das alles.

Die Sache mit Ihrem Bein kann ich natürlich nicht ändern, aber wir können vielleicht die Schwere etwas rausnehmen und die Zeit der OP und Regeneration, die bestimmt schmerzhaft war, energetisch wegschneiden. Malen Sie ein Bild oder eine Collage, worin deutlich wird, was alles war. Legen Sie dieses Bild in eine Schachtel, und wir machen anschließend ein Ritual, so dass Sie alles loslassen können. Lassen Sie ein Bild entstehen, in dem alles, was auf der Collage zu sehen ist, auf einen Zug gesetzt wird, damit diese Schwere endlich wegfahren kann.

Die Dinge, die vor dem Unfall möglich waren, und die Trauer über den Verlust, dies alles legen wir dort hinein und begraben es. Was dann bleibt, ist das Heute mit all seinen Möglichkeiten. Sie können dann wählen, diese Zeit hinter sich und endgültig loszulassen. Nach dem Motto: Das Gestern ist vorbei."

"Ja, das ist gut, aber es ist ja alles anders jetzt!"

"Was ist anders?"

"Meine Beweglichkeit und meine Beziehung zu meinem Mann sind anders." Ahaa! "Was stört Sie denn da am meisten?"

"Wenn ich ehrlich bin – es ist, dass er wieder mit mir schlafen möchte, und ich ... ich finde mich nicht mehr attraktiv."

"Und was sagt Ihr Mann dazu?"

"Er liebt mich so, wie ich bin. Es ist nicht mein Mann, ich lehne mich selbst ab."

"Was genau lehnen Sie an Ihrer Situation ab?"

"Meine Beweglichkeit. Ich habe früher Bauchtanz gemacht, nur für meinen Mann – und na ja, wir hatten beide Spaß daran."

"Wie sieht es denn heute mit Ihrer Beweglichkeit aus? Machen Sie Ihre Gymnastik?"

"Nein, ich drücke mich."

"Was könnten Sie sich denn als Erstes vorstellen?"

"Am liebsten würde ich wieder Bauchtanz machen, das würde auch meinen Mann sicher freuen", kommt es zaghaft. "Aber wie sieht das denn aus?"

"Nun, wie gesagt, den Verlust des Beines können wir nicht ändern. Aber wie wäre es mit einer anderen Haltung dazu? Immerhin ist der Bauchtanz eine Kostbarkeit, die es zwischen Ihnen und Ihrem Mann gibt. Mit Sicherheit lassen sich Figuren finden, die Sie auf der Stelle tanzen können. Was halten Sie davon, wenn der Schneider Ihr Kostüm erweitert, einen kessen Zusatz für Ihre Prothese näht und Sie so anfangen können, aus Ihrer Besonderheit das Beste zu machen?"

"Ich wollte mir schon einmal etwas Schönes von einem Bodypainter auf die Narbe aufmalen lassen."

"Ja, prima! Nur zu! Kennen Sie jemanden? Wenn nicht, gebe ich Ihnen eine Adresse."

Ihre Augen leuchten, je mehr Möglichkeiten sie für sich sieht. Sie freut sich sichtlich und wird immer zuversichtlicher. Die Reha konnte ihr leider nicht dazu verhelfen, wieder aus sich herauszukommen. Nun aber ist sie auf dem Weg. Wenig später ist ihre alte Lebenslust vollständig zurückgekehrt. Sie nimmt Privatstunden und genießt den Bauchtanz wieder in vollen Zügen ...

Das Kind in den Haaren

Meine Freundin arbeitet als Ärztin in einer großen Klinik in Norddeutschland. 2005 haben wir uns auf einer Weiterbildung zur Körperarbeit kennengelernt. Ich war fasziniert von der Intuition, mit der sie arbeitete. Wie ich später von ihr hörte, empfand sie dasselbe für mich. Wir berichteten von unseren jüngsten Erfahrungen und verstanden uns auf Anhieb hervorragend. Wir vereinbarten daher, uns regelmäßig zu treffen und uns auszutauschen. Dazu gönnen wir uns stets ausgewählte, wunderbar gelegene, möglichst naturbelassene Orte. Bei unseren Treffen darf es gern bereits von Anfang an "schön" sein.

Wie so oft sind wir also verabredet, diesmal in der Nähe von Frankfurt, wo wir auch wandern wollen. Eine tolle Gegend und für mich nur eine kurze Anfahrt. Ich freue mich auf sie. Wir haben uns jetzt schon wieder ein halbes Jahr nicht gesehen.

Als wir uns treffen, kommt sie schon bald zur Sache: Privat läuft es einfach nicht so, wie sie es sich vorgestellt hatte. Sie ist um die Vierzig und wünscht sich noch ein Kind. Er aber, der neue Mann an ihrer Seite, will einfach keine Kinder. Dabei lieben sie sich, und er hat aus seiner ersten Ehe keine Kinder. Er ist bereits in den Fünfzigern, ein großer, sehr männlicher Typ, der europaweit bekannt ist. Er trägt lange weiße Haare und arbeitet als Abteilungs- und Ausbildungsleiter eines großen Unternehmens. Natürlich hat er reichlich Stress.

Aber es würde trotzdem alles gehen, sagt meine Freundin. Denn sie würde das Kind notfalls auch alleine großziehen. Schöner wäre es selbstverständlich, er würde ja dazu sagen. Nun, man kann niemanden dazu zwingen, ein Kind zu bekommen. Das weiß sie selbst. Aber sie versteht einfach nicht, dass er selbst den Grund nicht benennen kann, warum er kein Kind will. Es ist, als sperre sich da etwas. Sie hat bereits einen Kollegen aufgesucht. Es scheint, da ist nichts zu machen. Sie kommt einfach nicht weiter.

Traurig sitzt sie mir gegenüber. Ich weiß auch keinen Rat. Manche Dinge im Leben sind einfach so, wie sie sind. Da sie mich nicht um Hilfe bittet, kommt mir das auch gar nicht in den Sinn. Als wir uns verabschieden, bleibt für mich das traurige Gefühl zurück, dass meine Freundin mit ihrem neuen Partner einfach kein Kind bekommen wird.

Wenig später, es ist Karnevalszeit, lädt mich eine Bekannte ein, mit ihr in ihrem Unternehmen zu feiern. Da ich ein echter Karnevalsjeck bin, der für 'jet Spaß an dr Freud' immer zu haben ist, begleite ich sie gerne. In dem Unternehmen wird richtig gut gefeiert, es ist sehr lustig. Als sie zur Toilette muss, stehe ich in der Eingangshalle vor einem großen Bild. Ich stelle fest, dass in dem riesigen Rahmen Fotos aller Mitarbeiter hängen. Geordnet nach Abteilungen und mit ihren Positionen beschrieben, natürlich streng der Hierarchie folgend. Während ich meinen Blick über die Gesichter schweifen lasse, sehe ich zufällig das Bild des Freundes meiner Freundin.

Keine Frage: ein beeindruckender Mann. Die Augen fokussiert, die langen weißen Haare zu einem Zopf zusammengebunden. Je länger ich die Haare betrachte, umso deutlicher wird ein Bild für mich: In den Haaren ist eine Kindergestalt zu sehen!

Es ist ein Kind aus den Zwischenwelten. Eine Seele, die in den Haaren offenbar zurzeit zu Hause ist. Ich bin selbst erstaunt über mein "Sehen", aber auch das Kind scheint erstaunt zu sein, dass es entdeckt worden ist. Es hält sich in den Haaren auf und klettert rauf und runter. Jetzt will ich auf einmal gar nicht mehr feiern, sondern lieber arbeiten. Ich bleibe ein bisschen und gehe dann entschlossen nach Hause. Zunächst schreibe ich auf, was ich anhand des Fotos erkannt habe und was die Haare meiner Meinung nach brauchen.

Meine Liste umfasst vierundzwanzig Punkte, die er beachten könnte. Es gibt Bäder mit Rosenblütenwasser, liebevolle Behandlungen mit Herzchen in den Augen und Naturbürsten und Kämmen, die aus bestimmten Steinen hergestellt werden. Auraarbeit und Rituale haben hier ihren Sinn. Außerdem schreibe ich Tipps zur Pflege und Visualisierungsübungen für die Haare auf. Schade, so denke ich im Hinblick auf den Kinderwunsch meiner Freundin, dass dieser Mann diese Informationen nicht hat. Ich bin mir sicher, dass er damit etwas anfangen könnte. Aber es scheint mir zu intim, als dass ich es ihr sagen könnte, denn sie hat mich nicht darum gebeten.

Zwischenzeitlich hatten wir geplant, dass meine Freundin und ihr Partner Georg mich besuchen werden. Aber dann höre ich von ihr, dass es nicht klappt, da eine Tante von ihm gestorben ist. Sie können nicht kommen, da sie am verabredeten Tag zur Beerdigung gehen. Komisch, denke ich noch, sie scheinen sehr verbunden zu sein, die Tante und der neue Freund. Das hat sicher etwas mit dem Kind zu tun, schießt es mir durch den Kopf.

Zwei Wochen später wird der Besuch nachgeholt, und er wird neugierig auf eine Behandlung. Völlig unerwartet sitzt er dann doch bei mir im Friseurstuhl. Nun kann ich meine Liste hervornehmen und sie ihm zeigen. Vieles davon gefällt ihm sehr gut, und er ist gespannt, was noch kommen wird. Ich frage ihn nach der Beziehung zu seiner Tante und ob diese sehr eng war.

Ja, das war in der Tat eine sehr enge Verbindung, und er trauere um seine Tante, obwohl sie schon alt war. Sie war die Schwester seiner Mutter. Bis zu seinem zehnten Lebensjahr hatte sie mit seinen Eltern und ihm in einer gemeinsamen Wohnung gelebt. Er war der erste Neffe. Als er etwa sieben Jahre alt war, war seine Tante schwanger geworden. Als Alleinstehende galt es damals noch als Schande, ein Kind großzuziehen. Daher entschied sie sich für eine Abtreibung. Man fand jemanden, der das für Geld tat. Der Schwangerschaftsabbruch wurde zu Hause in ihrem Zimmer durchgeführt. Für die Tante war dies ein sehr schwerer Schritt, sie sah aber keinen anderen Ausweg. Als Georg seine Tante wieder besuchen durfte, strich sie ihrem Neffen immer und immer wieder über seine Haare, als würde das ihre Trauer lindern.

Ihren Neffen hatte die Tante schon immer sehr gemocht, nun liebte sie ihn noch mehr. Sie liebte ihn von ganzem Herzen. Ihre Beziehung hatte sich nach der Abtreibung verändert. Das wird Georg jetzt schlagartig klar. Er ist ein Stück weit benutzt worden. "Es war wie eine Abhängigkeit zwischen uns", erinnert er sich. Das sei ihm aber jetzt erst deutlich geworden, nach dem Tod seiner Tante.

Obwohl er sie auch immer sehr geliebt hat, ist nun mit dem Tod der Tante auch eine große Erleichterung bei ihm spürbar. Wie er sagt, kann er sich jetzt einen Reim darauf machen, was geschehen war und was er damit zu tun hatte. "Es war fast wie eine unerlöste Kinderseele, die da all die Jahre in meinen Haaren war." Auch seine Eitelkeit im Umgang mit seinen Haaren leuchtet ihm jetzt ein. Für ihn waren seine Haare all die Jahre etwas sehr Bedeutendes. Er liebt seine Haare noch immer, aber nun ist es ihm möglich, diese Bedeutung auf ein normales Maß zurückzusetzen: Er lässt sie ein gutes Stück kürzen und kann somit auch die alte Geschichte endlich loslassen.

Und dann passiert das Unglaubliche: Nach der zweiten Sitzung äußert er den Wunsch, es mit der Vaterschaft zu versuchen. Wenn es denn sein soll. Er ruft meine Freundin an und schlägt ihr vor, gemeinsam in den Urlaub zu fahren.

Schamanische Reise

Wir sitzen im Kreis. Die Dame neben mir kratzt sich unentwegt am Kopf. Wir sind noch bei den Anfangsgesprächen, die Reise hat noch nicht begonnen. Meine Nachbarin macht einen sympathischen Eindruck auf mich. Ich sehe sie an. "Immer diese Schuppen!", ärgert sie sich. Daraufhin erzähle ich ihr, was ich beruflich tue, und höre, dass sie gern einmal vorbeikommen möchte.

Dann konzentriere ich mich wieder ganz auf mein Hiersein, schamanische Reisen sind nun für mich dran.

Meine nette Nachbarin und ich kommen anschließend ins Gespräch. Sie erzählt, dass ihr nichts wirklich hilft und sie schon so viel versucht hat. Ich höre ihr interessiert zu, gehe aber nicht wirklich auf das Thema ein. Erfahrungsgemäß bringt eine Zwischendurchberatung nichts. Es braucht Ruhe und Konzentration und ein eigenes Feld. Also vertröste ich sie auf einen Termin. Sie ist einverstanden und kommt ein paar Tage später in mein Geschäft.

Überall am Kopf hat sie rote Stellen. Es rieselt vom oberen Kopf, der Hinterkopf ist schon blutig. Sie schaut sehr unglücklich und braucht definitiv Hilfe. Als ich frage, ob sie schon einmal beim Arzt war, winkt sie ab.

"Der verschreibt mir nur Kortison, das möchte ich nicht."

Sie hat auch bereits mehrere Biofriseurinnen konsultiert, auch von mir hätte sie schon gehört, erzählt sie.

In solchen Fällen versuche ich herauszufinden, was die Kundin schon weiß und welche Informationen jetzt noch relevant und hilfreich für sie sein können. Daher frage ich mich systematisch durch, nach ihrer Ernährung, ihrer Lebensweise, nach Beziehungsthemen und natürlich nach der Haarpflege.

Es gibt Erscheinungsformen, da wird Schuppenflechte als Bagatelle angesehen, aber auch andere, da ist die Lebensqualität erheblich beeinträchtigt. Gleichzeitig ist Schuppenflechte fast immer ein Zeichen für Unausgeglichenheit. Geht man davon aus, dass die Haut ein Schutzmantel und auch ein Abgrenzungsorgan ist, wird sichtbar, dass Fehlfunktionen immer auch etwas mit der Lebenseinstellung zu tun haben.

Die Schuppenflechte kann man sich wie einen Schildkrötenpanzer vorstellen, der viel Schutz bietet. Die Zellen teilen sich schneller, weil bestimmte Themen immer wieder aufs Neue schmerzhaft und traurig sein können. So kann es passieren, dass der Körper auch auf diese Weise reagiert. Erst klopft es leise an, es bilden sich Schuppen. Dann aber klopft es lauter an, die Schuppen verhornen und bilden eine Kruste. Diese Stelle ist mit einem Organ verbunden und zugleich mit einem psychischen Thema. Dies kann völlig unterschiedlich sein, auch wenn bei verschiedenen Kunden an der gleichen Stelle eine Schuppenflechte auftritt. Nur durch gezieltes Fragen in Richtungen, in denen Linderung liegen könnte, kann hier geholfen werden.

Es ist darüber hinaus immer zu empfehlen, bei dieser Problematik mit einem Arzt zusammenzuarbeiten. Ich mache nochmals darauf aufmerksam. Gezielt frage ich meine Kundin auch nach ihren Beziehungskompetenzen.

Durch gezielte Fragen, ohne dabei aufdringlich zu sein, gelingt es mir, sie dazu zu bringen, mit ihren Themen voranzukommen.

Ihr ist klar, dass es ihr nicht so sehr um die Beziehung geht, da ist zu viel Schmerzhaftes geschehen. Aber der Wunsch, ihrer Sexualität nachzugehen, ist groß. Auf der anderen Seite könne sie dies aus religiösen Gründen aber nicht tun. Selbst in der heutigen Zeit nicht – und das "juckt" sie sehr. Eine kleine Kratzwunde ist im Nackenbereich zu sehen. Das innerliche Jucken findet seinen entsprechenden Ausdruck an einer Stelle an ihrem Hinterkopf. Aus der Sicht der Psychophysiologie (nach Carl Huter) werden innere Haltungen äußerlich sichtbar. Dann juckt es an der entsprechenden Stelle am Kopf.

Sie schaut mich an, verwundert darüber, dass sie sich getraut hat, dies offen auszusprechen. Oft, sagt sie, hat sie Lust, aber es ist niemand da. Es gibt eben auch viele Verletzungen bei diesem Thema.

Ich bedanke mich für ihr Vertrauen und frage, ob sie sich nicht in einer Therapie Hilfe holen möchte. Das, so erfahre ich nun, hat sie alles schon hinter sich. Sie kennt sich damit aus, hat vieles ausprobiert. Sie glaubt auch, dass dort der Knackpunkt liegt. Denn es hat noch niemand die Problematik so auf den Punkt gebracht. Die Frage ist nun, ob sie vorankommen möchte mit diesem Thema. Wichtig ist, dass wir das Ergebnis loslassen. Wir schauen einfach, was ihr Weg ist – so, dass sie sich damit wohlfühlen und ein achtsames Verhalten leben kann. Ist sie damit einverstanden? Was ich ihr geben kann, ist eine Hilfe zur Selbsthilfe. Es gibt gute Selbsthilfegruppen.

In der ersten Stunde gehen wir ihre Ernährung durch. Den Satz "Ich ernähre mich gesund" lasse ich nicht gelten, denn unsere Nahrung hat einen direkten Einfluss auf die Schuppenflechte. Was ich immer wieder höre: Mehl, Milch, Zucker. Prima Nahrung für die Schuppenflechte!

Ich empfehle grünes Gemüse, Spirulina und überdies Salzbäder. Wenn's geht drei Mahlzeiten am Tag, kein Zucker. Das Konzept ist leicht (nicht immer einfach), am besten geht es, wenn es immer nur für einen Tag gelebt wird. Und leichter wird es, wenn das Essen Spaß macht. Also, vielleicht die Mahlzeiten einfach einmal nett zubereiten. Ich schlage vor, Datteln oder Obst aus der Region, nicht zu süß, einzukochen. Darüber hinaus gilt es, vom Arzt oder Heilpraktiker überprüfen zu lassen, ob eine Milchunverträglichkeit vorhanden ist und ob es Darmpilze gibt.

Der weitaus größere Anteil ist der nichtstoffliche Teil. Liebevoll mit sich zu sein, Oasen zu schaffen, wirklich zu schauen: Was brauche ich jetzt? Einen Spaziergang oder ein Telefonat mit der besten Freundin? Fünf Minuten die Füße hochlegen? Gibt es regelmäßig Pausen und werden eigene Bedürfnisse ernst genommen? Stets gilt es, Nähe und Distanz zu wahren. Die Zauberwörter heißen 'Grenzen ziehen', 'Grenzen setzen' und 'Grenzen halten'.

Sie lächelt. Ja, das würde sie kennen, nicht ganz so, aber so ähnlich.
"Und wenn es um mich geht, habe ich keine Zeit, Kraft und Energie mehr, um rauszugehen."
Außerdem ist sie etwas schüchtern, und es dauert lange, bis sie mit fremden Menschen in Kontakt ist. Eine Beziehung würde sie sich wünschen, vielleicht nicht so eine enge, aber gerne mal etwas ausprobieren.

Ich biete ihr an, in Blöcken zu arbeiten: sechs Blöcke à drei Stunden innerhalb eines Jahres. Wichtig dabei ist, dass sie an diesen Tagen anschließend freie Zeit hat. Dass sie an sich arbeiten möchte und mitarbeitet. Egal was passiert, wir müssen nur die Arbeit eines Tages erledigen, nicht alles auf einmal.
In den folgenden Sitzungen lernt sie, anders mit ihrer Ernährung umzugehen. Gleichzeitig üben wir, Grenzen zu setzen, zu halten

und auch einzufordern. Sie ist eine Oasen-Sammlerin geworden und beginnt, sich selbst und anderen wieder zu vertrauen. Allmählich gewinnt sie eine entspanntere Einstellung zur ihrem Körper, zu ihren Haaren und auch zur Sexualität. Ihre Kopfhaut entspannt sich zusehends, die Schuppen werden weniger.

Die Sexualität hat hier einen Teil sichtbar gemacht, der ganz oben auf anderen Themen aufliegt, nämlich sich mehr mit den eigenen Grenzen auseinanderzusetzen. Sie ist sich selbst treu geworden und hat ein gutes Leben. Sie nutzt schwierige Beziehungsfelder als Übungen, um mit sich und anderen achtsamer umzugehen.

Der Sohn geht aus dem Haus

Mein Geschäft ist mittlerweile auch überregional bekannt. Vielfach haben Zeitschriften darüber berichtet, die sich mit ganzheitlicher Lebensbetrachtung befassen. Der *Gesundmacher* etwa erreicht eine Kleinstfamilie in Münster. Den Bericht über meine Arbeit, "Haareschneiden und Tiefgang", liest eine alleinerziehende Mutter mit einem erwachsenen Sohn von achtzehn Jahren.

Sie ruft daraufhin in meinem Geschäft an und will mich persönlich sprechen. Alle eingehenden Anrufe werden von Sekretärinnen entgegengenommen und später an mich weitergeleitet. Ich rufe die Kunden dann zurück. So kann ich mich immer ganz auf die Person konzentrieren, die gerade vor mir sitzt. Das bringt Ruhe in die Sitzung.

Als ich die Anruferin erreiche, spüre ich, wie aufgeregt sie ist, als ich meinen Name nenne. Ich erfahre, dass es sich um eine Ablösung und um ein Mutter-Sohn-Thema handelt. Ob ich da auch weiterhelfen könne? Denn erst dann will sie den weiten Weg und die Kosten auf sich nehmen. Die Haare ihres Sohnes wurden jahrelang nicht geschnitten. Sie als Mutter fand es schön so.

Sie spricht die ganze Zeit von ihrem Sohn, wie er war, wie sein Haar war und heute ist, was er zu tun gedenkt und wie ihm geholfen werden kann. Sie holt dabei kaum Luft, und ich frage mich, wie viel Raum der Sohn selbst in seiner Persönlichkeit bekam, um zu wachsen. Auch frage ich mich, wer die Entscheidung getroffen hat, zu mir zu kommen. Denn es geht auch um seinen Haarschnitt, der wohl eine Menge auslösen wird.

Somit bitte ich die Mutter, ihr Sohn möge doch selbst mit mir in Kontakt treten – wenn er dies aus freien Stücken denn überhaupt wolle. Vorher vergebe ich keinen Termin.

Das sitzt. Wie ich später erst erfahren soll, war sie enttäuscht darüber, dass ich nicht mit ihr zusammenarbeiten wollte. Dass ich dies aber wohlweislich tat, kam ihr in diesem Augenblick gar nicht in den Sinn.

Zwei Wochen später ruft mich der Sohn an und will wissen, was genau ich anders mache als andere Friseure.

"Ich schaue mir deine Haare an, deine Ausstrahlung, deine Körperhaltung und deine Lebensausrichtung." Ich erläutere ihm meine Zusatzausbildungen und teile auch mit, dass ich auf Wunsch auch schamanisch arbeite. Intuitiv scheint mir diese Information wichtig zu sein.

Es ist eine sehr feine Art der Unterhaltung, wie ich sie selten mit einem so jungen Menschen geführt habe. Am Ende vereinbaren wir einen Termin.

Ohne dass er es angesprochen hätte, begleitet ihn seine Mutter. Als die beiden mein Geschäft betreten, nehme ich eine sehr dominante Mutter und einen sehr sensiblen jungen Mann wahr. Mit einem freundlichen Händedruck begrüßen wir uns, und ich weiß sofort, dass dies eine sehr tiefreichende Arbeit werden wird.

Sie bezahle diesen Termin und wolle wenigstens einmal schauen, erklärt die Mutter. Aber sie gönne ihrem Sohn die Behandlung und wolle sich selbst zurückhalten mit ihren Wünschen. Obwohl ich mich sehr in die Neugier der Mutter einfühlen kann, bitte ich sie, im Zimmer nebenan zu warten. Oder besser noch, einen Kaffee trinken zu gehen. Wobei Kaffeetrinken irgendwie nicht passt. Das ist zu weit weg, scheint mir.

Sie versteht mich, trotzdem ist es ihr schwer ums Herz. Nur ungern geht sie nach nebenan, obwohl sie weiß, dass es besser ist.

Der Sohn ist sichtlich erleichtert. Er liebt seine Mutter über alles – und genau hier liegt auch das Problem. Die beiden leben seit seiner Geburt zusammen, wobei die Mutter sich immer voll auf ihren Sohn konzentriert hat. Es war ihm, als würde er bei so viel Liebe manchmal keine Luft bekommen. Deshalb hat er sich entschlossen, nach Australien zu gehen. Seine Mutter weiß das noch gar nicht. Jetzt will er als Erstes einmal die Haare abgeschnitten bekommen, die seit seiner Kindheit nicht mehr geschnitten worden waren. Das ist für ihn das äußere Zeichen seiner Ablösung.

Er ist aufgeregt, und er hat auch Angst. Seine Haare sind sehr fein. Es ist, als ob ich mit dem Haarschnitt seine Kindheit beende und wie in einem Ritual seine Männlichkeit äußerlich festlege. Ohne das Dazutun seiner Mutter. Ich spüre, dass die Erlaubnisfrage aufkommt. Darf ich das auch? So besorgt ist er um seine Mutter. Immer wieder arbeiten wir an seinen Glaubenssätzen und kreieren den Haarschnitt, den er wählt.

Bewusst gehe ich nicht in das hintere Behandlungszimmer. Ich weiß, dass seine Mutter leidet, und werde mich anschließend um sie kümmern. Das Leben ist ein Fluss. Wir Eltern stehen hinter unseren Kindern, und die Kinder sind emotional nicht für uns verantwortlich. Sie gehören uns nicht. Kinder gehören in das Haus der Zukunft, wie Rilke sagt. Sie sind frei und brauchen das Gefühl, es auch zu sein.

Es ist gerade so, als ob ich diese Informationen in ihn hineinschneide. Er muss es hören, um sich selbst zu glauben und seinen Wahrnehmungen zu trauen. Obwohl seine Handlung seine Mutter verletzt, wird er sich hier durchsetzen müssen, um selbst bestehen zu können.

Der Haarschnitt verändert ihn äußerlich, er wirkt nun wie ein Mann. Er nimmt seinen Teil an. Ich gebe den beiden persönlich wichtige Sätze mit, die abgrenzend für ihn, aber nicht gegen seine Mutter sind.

Ich habe Steinkämme, die Auraarbeiten unterstützen. Immer wieder schaut er darauf, als wolle er etwas sagen. Ein Kamm aus dem Stein des Tigerauges "lächelt" ihn an. Solche Steinkämme werden nur von Menschen gesehen, die eine bestimmte Hellsichtigkeit besitzen. Sie können ähnlich wie eine Akupressur wirken. Mit ihren Farben und ihrer Form wirken sie unterstützend auf der energetischen Ebene. Seit Jahren arbeite ich erfolgreich damit. Ich frage den jungen Mann, ob er hellsichtige Erfahrungen gemacht habe. Er lächelt mich an und nickt. Dieser Kamm würde ihn stärken.

Es gibt gewisse Übungen, die wir nun zunächst gemeinsam machen und die er zu Hause fortführen kann. Als unsere Sitzung sich dem Ende zuneigt, frage ich ihn, ob er bereit ist, seiner Mutter zu begegnen. Als er bejaht, gehe ich zu seiner Mutter und führe zunächst ein kurzes Gespräch mit ihr. Ich erfahre, wie schlimm es für sie war, nicht an der Behandlung teilhaben zu dürfen, aber auch, dass es richtig war, hier auf ihn zu warten. Es ist, als habe sie nochmals ein Stück losgelassen.

Da ich weiß, dass ihr Sohn eine Zeit lang nach Australien gehen will, sage ich der Mutter, dass es Zeit für Prüfungen im Leben gibt. Ich frage sie, was sie tun wird, wenn ihr Sohn einmal aus dem Haus ist. Nachdem sie mir verschiedene soziale Möglichkeiten genannt hat, die sie wahrnehmen will, bestehe ich darauf, dass sie sich darauf besinnt, was sie sich vorgenommen hat. Egal, was kommen wird. Es ist wichtig, das alles auch aufzuschreiben und in die Handtasche zu legen, um es nicht zu vergessen.

Die beiden zu sehen, ist rührend. Der junge Mann besteht das erste Mal auf Abstand zu seiner Mutter. Er sagt noch einmal, dass er sie liebt, er aber ab jetzt seinen eigenen Weg gehen werde. Die Mutter nutzt die Gelegenheit, um ihm mitzuteilen, dass sie hinter ihm stehe und er sich ein gutes Leben einrichten solle.

Nachdenklich, gerade so, als ob sie etwas hiergelassen und zugleich etwas gewonnen haben, verlassen sie mein Geschäft.

Die Zeitqualität

Der Lehrer kommt immer nach der Schule zu mir. Erst eine Kleinigkeit essen und dann einfach relaxen. Fünfe gerade sein lassen und entspannen, gleichzeitig Haareschneiden.

Er hat Unterlagen mit Stoff für eine Abschlussrede dabei. Er atmet sehr kurz und hat gar keine Zeit. Meine Termine markieren grundsätzlich einen fest definierten Zeitraum. Beginn und Ende stehen fest, so dass die Kunden sich darauf einstellen können. Ich spiegele ihm, dass er soeben beabsichtigt, diese Zeit mit Arbeit vollzupacken und nun entscheiden muss, was er wirklich braucht. Er hat Angst, dass seine Abschlussrede nicht gut genug werden könnte, denn er möchte den Schülern gerne etwas mitgeben.

Immer wieder wohltuende Worte für den Alltag mitnehmen, das ist es, was er kennt und auch erreichen möchte. Wie nimmt er das heute auf, in dieser Hektik, die er mitbringt? Er erinnert sich daran, wie gut es ihm tut, bei mir zu sein und anschließend alles in einem anderen Licht zu sehen.

Der Tag der Entlassung der Schüler der zehnten Klasse ist ein besonderer Tag. Auch für meinen Lehrer. Viele denken, das "gehe spurlos an ihm vorbei", wenn Kinder und Jugendliche verabschiedet werden. Nein, wenn "seine" jungen Erwachsenen gehen, ist es ein Abschied, der gewürdigt werden will. Viele sind ihm besonders ans Herz gewachsen, es gibt eine neutrale Mitte - jene Kinder, die einfach da sind und es gut geschafft haben - und dann ist da jene Gruppe in der Klasse, bei der es immer mal wieder Hindernisse gibt.

Dies konfrontiert ihn als Lehrer mit Zusatzaufgaben, für die er nicht immer gut gerüstet ist. Denn obwohl es keine Ausbildungen für Psychologisches gibt, wird dergleichen im Alltag immer öfter gefordert. Viele Lehrer, die bewusst damit umgehen und ein gesundes Selbstwertgefühl haben, sorgen gut für sich. Dann können sie auch in außerordentlichen Situationen gut mit sich und ihren Schülern umgehen.

In der Schnelllebigkeit unserer Zeit sind alle gefordert. Daher ist es umso wichtiger, die Kinder mit einem guten, starken Selbstbewusstsein zu entlassen. Im Elternhaus wird das eine oder andere untergehen oder aber besonders gefördert. Weil es nicht erkannt wird oder gelebt werden kann beziehungsweise weil manchmal ganz viel gemacht wird. Kleinstfamilie und Elternliebe. Umso fasziniert bin ich, wenn ein Lehrer zu mir kommt, um eine Stunde zu bekommen, damit er aufgetankt wieder in die Schule gehen kann.

Energiearbeit ist also jetzt gefragt. Stellen Sie sich folgende Situation vor: Freitagnachmittag, die Arbeitswoche liegt hinter Ihnen. Sie sind erschöpft, weil Sie mit Ihrer Kraft derart umgegangen sind, dass jetzt absolut nichts mehr möglich ist außer Couch, Füße hoch und Ruhe. Ist ja an sich gar nichts Schlechtes, aber was bedeutet Qualität im Jetzt?

Es bedeutet, zu jeder Zeit an jedem Ort präsent und ganz eins mit sich zu sein. Dabei geht es um Fortschritt, nicht um Vollkommenheit. Zeitqualität heißt dann, sehr bewusst mit der eigenen Zeit umzugehen. Mein Kunde entscheidet sich für mich und meine Arbeit. Auf dem Programm steht daher nun das bewusste und gezielte Leermachen meines Kunden. Damit er eine ganze Woche voller Zeitdruck durchhält, immer in Alarmbereitschaft, ständig damit beschäftigt, Kinder und Jugendliche im Zaum zu halten und zu unterrichten. Daneben ist er darum bemüht, die endlose Flut von Informationen durch Fernsehen, Internet und andere Medien aufzunehmen und zu verarbeiten. Das erschöpft, immer mehr, immer schneller.

Entschleunigen, Runterkommen. Die Chance im Jetzt nutzen. Die Präsenz im Jetzt erleben. Das Jetzt wahrnehmen und sich erholen. Den Atem, die Bauchdecke spüren. Wie tief, bis wohin geht der Atem? Nehmen Sie sich die Zeit, Atem zu holen! Was geht im Kopf vor? Erledigungen, die noch gemacht werden müssen? Fliegt ein Einkaufszettel durch den Kopf? Beschäftigen Sie Gedanken an all das, was Sie nicht erreicht haben?
Sicherlich ist es nichts Neues, was ich hier schreibe. Ich mache nur bewusst. Erinnere.

Wieder atmen, sich ganz auf den Atem konzentrieren. Gedanken etikettieren und wahrnehmen und loslassen. Entspannen. Was will sich bewegen? Kleiner Zeh, großer Zeh? Spüren, es ist Ihr Körper!

Lautes Ausatmen ist zu hören. Ein Gähnen. Entspannung. Er fühlt sich und seinen warmen Körper. Merkt, wie das Blut in seinen Adern fließt. Spürt auch die Verspannungen in den Schultern.

Leichte Massage im Einklang mit dem Atem. Nun kommt das Gefühl, Zeit zu haben. Dies sind Augenblicke, die genutzt werden. Ein wohliges Gefühl, so nah am Körper zu sein. Er räkelt sich. Freude, Wachsein und den Augenblick genießen.

Jetzt ist er so weit, dass ich anfangen kann mit der Haarwäsche, die ebenfalls im Liegen erfolgt. Am Hinterkopf gibt es Stauungen, die sich mit sanften Berührungen auflösen lassen. Auch hier empfindet der Kunde ein angenehmes Gefühl, schnurrt fast. Es ist, als ob er leicht einnickt.

Keine Zusatzgeräusche, Stille, entschleunigen, entspannen. An seinen Händen, die langsam vom Körper fallen, sehe ich, wie die Entspannung fortschreitet. Nach Beendigung der Haarwäsche ziehe ich an den Haaren. Es wirkt wie eine belebende Massage und eignet sich prima, um ins Jetzt zu kommen. Er braucht fünf Minuten, um sich wieder aufzusetzen, so tief ist die Entspannung für ihn gewesen.

Wie neugeboren! So fit, klar und auch kreativ fühlt er sich. Er hat überhaupt keine Angst mehr vor seiner Rede, es wird ihm schon etwas einfallen, was spontan klingt und passend sein wird.

Während des Haarschnitts kommen seine Naturlocken noch mehr zum Vorschein. Alles ist völlig natürlich. Mit einer tiefen Entspannung verlässt er schließlich mein Geschäft.

Die Verabschiedung seiner Schüler wird ein großer Erfolg für ihn. Die Präsenz, die er hat, fällt vielen Teilnehmern auf. Auch kann er den Jugendlichen tatsächlich wichtige Sätze mitgeben. Dass diese gut ankommen, sieht er an den leuchtenden Augen der Schüler. Erfüllt von dieser Erfahrung, ist er sich selbst genug. Ein zufriedenstellender Tag mit vielen Erfahrungen geht zu Ende. Ein Tag, an dem etwas erreicht wird und man sich selbst wertschätzt, ist ein guter Tag. Bemerkenswert ist überdies, dass er am Abend Zeit findet und über ausreichend Energie verfügt, um mit seiner Partnerin ins Theater zu gehen.

Die Juristin

Eine kleine, etwas rundliche und herzliche Frau – Dame würde nicht stimmen – betritt mein Geschäft. Sofort fällt mir auf, dass die Herzlichkeit bei ihr die größte Kraft in der Ausstrahlung ist. Es ist sofort viel Wärme im Raum. Sie schaut mich an, erwartungsvoll. Sie ist aufgeregt und neugierig, aber es ist eher eine zurückhaltende Neugier.

Sie wirkt auch etwas verlegen. Ihre Zurückhaltung ist mir sehr sympathisch. Um sie gezielt beraten und unterstützen zu können, benötige ich von ihr die Auskünfte, die ich mit meinem etwas fordernden Fragebogen erhebe. Denn diese machen ihr Inneres sichtbarer für die Arbeit mit sich selbst. Sie gibt sich spürbar Mühe, alles "richtig" zu machen.

Welche Erwartungen haben Sie? Wie sollte nach der Behandlung das Ergebnis bei Ihren Haaren ausfallen, damit Sie sich wohlfühlen? Wann haben Sie das letzte Mal Ihre Haare im Naturzustand gesehen, ohne chemische Farbe? Wie haben Sie sich damit gefühlt?

Sie ist unglücklich mit ihren Haaren und weiß einfach nicht mehr weiter. Die Haare liegen nicht und sind fettend, es wird immer schlimmer. Sie wäscht die Haare jeden Tag, muss ins Büro und sieht furchtbar aus. Außerdem ist es nicht ihre Art, sich alles auf die Haare zu schmieren, wie sie mir verrät. Sie mag es eigentlich natürlich, traut sich aber nicht, die Farbe rauswachsen zu lassen oder sie nur ein bisschen mit Pflanzenfarbe zu behandeln. Dafür hat sie nicht die Haare und auch nicht die Farbe, ist sie überzeugt. Sie mag sich nicht so gern ansehen. Und in ihrem Beruf als Juristin muss sie ständig bei Gericht erscheinen. Also vor Publikum.

Als Friseurin gebe ich ihr Tipps, wie das Haar lange gut gepflegt aussehen kann. Im Prozess und in der Aufklärung darüber, was Pflanzenfarbe alles leisten kann, kommen wir überein, die Chemie rauswachsen zu lassen und es einfach einmal zu probieren. Ich rate ihr, vier- bis sechsmal mit Pflanzenfarbe zu färben und erst dann zu entscheiden, ob das etwas für sie ist oder nicht.

Für die Körperarbeit, die immer mit dranhängt, fehlt mir ihr Bezug zu den Haaren. Darum frage ich direkt: "Was bedeuten die Haare für Sie?"

"Ach, die sind fein, aber ich kann nicht viel damit anfangen, und außerdem mag ich nicht, wenn sie runterhängen. Haare sind mir aber auch nicht sooo wichtig, Hauptsache sie halten. Es wär' halt schön, wenn die Haare mehr wären."

"Was mögen Sie denn an Ihren Haaren, wie fühlen sich Ihre Haare an?", frage ich weiter.

"Naja, wenn sie nicht gefärbt sind, geht es, oder wenn die Kur drauf ist. Ansonsten sind die Haare sehr trocken."

Nach dieser Aussage beginne ich, die Haare zu bürsten. Sie spürt die Kopfmassage und es gefällt ihr, es tut ihr gut. Danach sehen die Haare fülliger aus und liegen auch nicht mehr so sehr am Kopf an. "Super", höre ich, "es wird ja leicht am Kopf!" Eine bestimmte Naturbürste, nicht zu leicht und nicht zu fest, reguliert auf einfache Weise die Frisur. Deshalb bitte ich vor einem Termin stets darum, die Haare zwei Tage nicht zu waschen. Jetzt wird dies belohnt, indem sie selbst sieht, dass die Haare gar nicht so platt sind und sich angenehm anfühlen. "Ein ganz neues Körpergefühl!", sagt sie begeistert.

Als Lebensberaterin fällt mir schnell die Art auf, wie sie ihre Themen anspricht. Wie sie über ihre Haare und ihre Frisur redet, schildert, wie es mit fettigen Haaren ist. Mir wird klar, dass wir Parallelen ziehen können zu ihrer Einstellung und zu Lebensabschnitten. Dass sie die Haare gern fülliger tragen möchte, ist ja kein Einzelfall. Ich bitte sie, sich zu verdeutlichen, warum die Haare viel fülliger erscheinen sollen, als sie tatsächlich sind.

"Wenn die Haare richtig und ganz voll liegen, habe ich ein größeres Selbstbewusstsein."

Aha. Das Selbstwertgefühl hängt also an den Haaren.

"Ich muss viel arbeiten und im Beruf gut aussehen."

Auch das ist keine Seltenheit.

Allerdings nimmt sie sich nicht so viel Zeit für ihre Haare. Es muss halt immer schnell gehen. "Die Haare müssen also funktionieren?", frage ich.

"Ja, genau!", kommt es wie aus der Pistole geschossen.

"Wie fühlen Sie sich, wenn Sie permanent funktionieren müssen?", hake ich nach.

Sie wird nachdenklich und meint, eigentlich wollte sie in Urlaub fahren, es gehe aber nicht. Termine. Ich verstehe. "Glauben Sie", frage ich, "dass, wenn Sie Ihren Körper immer nur fordern, er Ihnen mit strahlendem Glanz antworten wird? Dass die Haare weniger fettig werden? Ist es nicht eher so, dass der Körper das zeigt, was er erlebt und wie mit ihm umgegangen wird?"

Jetzt protestiert sie, dass es in der Welt nun mal so zugehe. "Man kann ja nicht einfach aus dem Zug des Alltags aussteigen! Wie schnell ist man da wieder drin ..."

"Stress ist einfach eine Zeitgeschichte."

"Ja", wiederhole ich, "für mich ist es Geschichte."

Nachdenklich, mit Samenkörnern für mehr eigene Freiheit, lasse ich ihr Zeit zum Verdauen. Mein Vorschlag, etwas für sich selbst zu tun, in wenigen Schritten, mit gleichzeitiger Haarbehandlung, und das Ganze als Kur zu sehen, damit kann sie sich anfreunden. Der wichtigste Schritt ist der einzusehen, dass es möglich sein kann, in naher Zukunft weniger Stress zu haben. Es ist ein Schritt auf die Hoffnung zu.

Dass ihre Haare ihr wirklich viel Arbeit machen, gefällt ihr überhaupt nicht. Bei der Frage nach der Länge sind wir uns schnell einig, dass ihre derzeitige Überschulterlänge einfach drückt. Wir verständigen uns daher auf einen Haarschnitt, der gestuft wird, sie nicht zu klein wirken lässt und ihre Ausstrahlung mehr in Richtung Frische und Offenheit hinbewegen soll.

Auch macht sie abermals darauf aufmerksam, dass sie das Gefühl hat, nicht immer gesehen zu werden. Es kommt nur durch einen kleinen Nebensatz, fast könnte man es überhören, aber mit einer Energie, die schon ein bisschen verzweifelt klingt. Hier hake ich nach.
Sie verfügt im Berufsleben über viele Kompetenzen, die aber nicht wirklich zum Tragen kommen. Sie glaubt, dass dies an einigen Kollegen liegt, die einfach zu anstrengend sind. Auch ist sie überzeugt, mit ihrem Naturell etwas hausbacken auf andere zu wirken und möglicherweise unterzugehen.

Ihr Aussehen ist ihr nicht so wichtig wie der gute Kontakt zu ihren Kollegen. Dass man sich mag und schätzt und respektvoll und nett miteinander umgeht, ist ihr großer Wunsch. Und das sollte von alleine laufen. Manchmal ist es ihr schon zu viel, wenn Kollegen einfach in ihr Büro kommen und sie bei der Arbeit gestört wird. "Immer wieder muss ich aufhören zu arbeiten, damit ich ihre Fragen beantworten kann. Nicht selten muss ich deshalb auch länger bleiben, weil meine Arbeit liegenbleibt. Eigentlich habe ich es satt."

Aber gleichzeitig nimmt sie in Kauf, dass ihre Wünsche nicht gehört, gesehen oder beachtet werden. Hauptsache man mag sie.

Ich frage sie, ob den Kollegen eigentlich klar ist, dass sie oft länger arbeitet, weil sie eine Menge für sie tut. Nein, das wissen sie nicht. Weil sie dazu nichts sagt.

Weiter frage ich, ob sie ihre fettigen Haare loswerden und in nächster Zeit etwas ausprobieren möchte. Sie glaubt zwar nicht daran, aber da sie schon alles Mögliche versucht hat, möchte sie sich jetzt darauf einlassen. Sie habe ja nichts zu verlieren.

Punkt für Punkt gehen wir ihre Haarpflege durch. Was sie normalerweise macht, wie sie sich kämmt, wäscht und was genau sie wann in ihre Haare gibt. Immer wieder gebe ich Hinweise, wie das Haar volumiger wird und wie die fettende Kopfhaut beruhigt werden kann. Mit einem Naturprodukt aus ätherischem Öl fertige ich eine individuelle Mischung für sie an und gebe ihr Massageanwendungen, die beruhigend wirken. Mineralsteine, von außen angewendet, können Schutz und Kraft geben und die Kreativität unterstützen.

Mit Ernährungstipps, die im Alltag praktikabel, manchmal leicht, zuweilen auch nicht ganz einfach in der Umsetzung sind, geht es weiter.

Wie genau denn die Erfolgschancen sind, will sie wissen. "Das, was Sie hineingeben, bekommen Sie heraus. Probieren Sie es aus, und versuchen Sie es drei Monate lang, immer für einen Tag."

Für die Haare empfehle ich ihr viel Mandel- und Sesammus, rote Säfte und bei Bedarf Ginsengwurzel, Zink, Hirse. Alles essen, was wächst, vor allem viel grüne Nahrung. Eine kleine Nachspeise als Highlight. Überwiegend pflanzlich und Biokost. Und unbedingt auch Ruhe beim Essen.

Des Weiteren arbeite ich bei ihr mit den Wirkungen der Farben: Haarfarbe, Gesichtsfarbe und Kleiderfarbe. Farben, mit denen sie sich umgibt und mit denen sie sich umgeben möchte. Sie wundert sich, dass ihr Brombeer als Farbe steht, und stellt fest, dass ein Rock auch mal schön wäre. Dankbar nimmt sie es an.

Bleiben immer noch die fettigen Haare und die Kollegen, von denen sie sich abgrenzen muss.

Ich bitte meine Kundin, die Augen zu schließen und sich vorzustellen, sie wäre eine Talgdrüse. "Was kommt da aus Ihrem Inneren, wie fühlt sich das denn an?"

"Nichts!"

Sie kann das nicht, denkt nur, das sei komisch, und weiß nichts damit anzufangen.

"Okay", sage ich, "bitte stehen Sie auf und denken Sie einfach daran, wenn Ihre Haare gewaschen sind. Die Haare liegen schön und locker, wie fühlt sich das an?"

"Gut, ich bin in meinem Auftreten sicher und fühle mich wohl."

"In Ordnung", sage ich, "dann probieren wir einmal etwas anderes. Bleiben Sie bitte stehen und schließen Sie die Augen. Stellen Sie sich vor, Ihre Kollegin, die Sie am meisten anstrengt, steht vor Ihnen."

"Hilfe!", kommt es direkt.

"Und wie fühlt es sich an?"

"Es ist, als ob die Talgdrüse überläuft, der ganze Körper ist angespannt, alles ist anstrengend. Ich arbeite auf Hochtouren und mein Körper auch. Ich denke darüber nach, was ich anders machen kann, und mir fällt nichts ein."

Ihre Anstrengungen sehe ich, auch, wie sich meine Kundin machtlos fühlt gegenüber ihrer Kollegin. Wir beenden diese Übung, und ich frage, was sie daraus mitnehmen kann.

Jetzt ist ihr bewusst geworden, was das mit ihrem Körper zu tun hat, denn der reagiert unmittelbar eins zu eins auf das Alltagsgeschehen. Sie versteht, dass die Talgdrüsen wie verrückt arbeiten und es letztlich ihre Kraft kostet. Wenn sich also etwas ändern soll mit ihrer Talgproduktion, dann kommt sie nicht umhin, einige Haltungen im Leben zu überdenken.

In der nächsten Sitzung frage ich, ob sie etwas ausprobieren möchte bezüglich ihrer Haltungen. Wir machen sodann ein kleines

Rollenspiel: ihre Kollegin und sie am Arbeitsplatz. Schnell wird klar, dass sie keine Lust mehr hat auf die eingefahrene Opferrolle. Wir arbeiten in Blockeinheiten an ihrem Selbstwertgefühl, an ihren Abhängigkeiten (auch von anderen Menschen), und sie weist ihre Kollegin in bestimmten Situationen in die Schranken. Sie hat mehr Zeit für ihre eigene Arbeit.

Mit der Zeit beruhigt sich die Kopfhaut, und die Überproduktion geht zurück. Diese Ergebnisse ihrer Bemühungen bringen ein Strahlen in ihr Gesicht. Ihre Kompetenz trägt sie jetzt auch nach außen, in ihrem eigenen Stil, und sie weiß um ihre Vorzüge. Auch wenn sie in der zweiten Reihe steht, ist ihr ihre eigene Wichtigkeit bewusst geworden: Sie schätzt sich selbst.

Gern hätte ich sie als Kollegin.

Vierundfünfzig erfolgreich, schön und –
Alkoholikerin

Verena K., groß gewachsen, glatte braune Haare, ein Kostüm von feinster Qualität. Ich komme gerade aus der Mittagspause, als sie hereinschneit. Etwas dominant.

"Guten Tag, ich möchte jetzt einen Termin haben! Wann bin ich fertig?"

Hoppla, irgendetwas passt hier ganz und gar nicht. Ihr Äußeres und ihre Sprache stehen in Kontrast.

Als ich näher komme, rieche ich ihre Fahne. Sie ist stark angetrunken und hat sich "unter Kontrolle", wie sie selbst in diesem Augenblick sagt.

Ich weise sie ab mit dem Hinweis, dass ich ihr gern einen Termin geben kann. Wir vereinbaren auch einen Termin, dennoch schimpft sie, dass nicht sofort ein Termin frei ist. Das wirkt unpassend, wie ihre ganze Art.

Eine Woche später sitzt sie bei mir, als wenn nichts gewesen wäre. Ihr Kopfhaut ist sehr trocken und im Gesicht, um die Nase herum, sind kleine, feinste rote Äderchen sichtbar. Die Haare am Ansatz sind etwas fettend. Haare schneiden und fönen. Meine Liege gefällt ihr gut. Ich frage, ob sie etwas hören möchte zu dem fettenden Haaransatz. "Ja, bitte!", sagt sie.

Ich frage die Haarpflege ab und höre, dass sie ihre Haare täglich mit den teuersten Haarwaschmitteln wäscht. Doch am Ansatz fetten die Haare eben seit einiger Zeit.

Ich empfehle ihr eine spezielle Haarwäsche – mit einigen Streichbewegungen der Hände werden die Lymphe angeregt –, besser den Hauttalg zu entfetten und überdies ein Basis-Shampoo zu benutzen oder auch die Haare mit Tonerde zu waschen. So kann sich ihr unbehandeltes Naturhaar rasch wieder selbst regenerieren. Gleichzeitig rate ich ihr, die Haare weniger oft zu waschen und die Haare morgens drei Minuten lang zu bürsten. Das ist das, was wir äußerlich machen können.

Nahrung und Trinkverhalten sind auch wichtig für das Aussehen der Haut und der Haare. Deshalb frage ich sie wie beiläufig, ob sie viel Kaffee oder roten Wein trinke.

"Ja, manchmal", kommt es wie gleichgültig.

"Darf ich Ihnen etwas von mir erzählen? Meine Haare waren auch eine Zeit lang trocken und ich hatte riesige Schuppenflechte auf der Kopfhaut."

"Ja, klar!"

"Gut. Ich habe eine Zeit lang ziemlich viel getrunken, mit meiner Lebenssituation kam ich nicht mehr klar. Bis ich ganz zusammenklappte und auch nichts mehr gegessen habe. Gott sei Dank waren richtige Freunde da, die es gesehen haben und mir erklärten, dass ich ein Problem habe, ein Alkoholproblem. Ich weiß noch, wie verwirrt ich sie ansah, damals war ich erfolgreich und kapselte mich privat richtig ab. Auch dann, als ich von anderen hörte, ich solle ein Problem haben, ein Alkoholproblem, glaubte ich das nicht und ging in die Stadt zu meinen 'Freunden' in mein Lieblingslokal und trank erst mal was.

Damals dachte ich, es sei alles gut. Ich war Meisterin in meinem Fach, gut angesehen in der Firma, hatte einen Firmenwagen, Geld und Anerkennung. Aber je länger ich dastand, desto mehr wusste ich, dass es mich nicht mehr zufriedenstellte. Ich gestand mir zum ersten Mal meine Machtlosigkeit gegenüber dem Alkohol ein. Ich durfte mich mit mir und dem Thema auseinandersetzen und lebe seitdem ohne Alkohol. Das war 1995. Deshalb ging ich in eine Klinik, nahm anschließend an Selbsthilfegruppen teil, machte viel Persönlichkeitsarbeit und absolvierte schließlich die Integralis-Ausbildung."

Wie ich mir gedacht habe, ist sie sehr unzufrieden. Nach und nach erfahre ich mehr von ihr, dass sie Geld hat, einen Namen im Job, aber keine Freunde mehr. Sie hat alles für ihren Job gegeben. Letzte Woche hat sie erfahren, dass jemand Neues ihre Stelle erhalten soll, jünger und günstiger als sie. Weiter erzählt sie: "Ich habe es schon geahnt, dass ich an meinem Arbeitsplatz ausgetauscht werde."

Ja, Alkohol ist ein Lösungsmittel, es löst Bindungen, Arbeitsverträge und Partnerschaften. Nur keine Probleme.

"Ich kann nicht gekündigt werden!", schildert sie weiter. "Der neue Job lässt mich immer noch erfolgreich erscheinen. Nur habe ich jetzt nicht mehr so viel Verantwortung!"

Mhmm, das wird sicherlich wieder ein Grund werden zu trinken, denke ich mir.

Sie schimpft, wie ungerecht sie behandelt wird und wie schrecklich alles ist. Und die Haare sind auch nicht mehr das, was sie einmal waren. Darauf sage ich ihr auf den Kopf zu, dass es ein typisches Zeichen ist, alles auf andere zu schieben und die eigene Verantwortung nicht zu sehen. Sie grummelt irgendetwas und wirkt nachdenklich.

"Ich wollte einen guten Job machen und habe mir nicht die Zeit fürs Tanzen und Ausgehen genommen. Auch auf eine Partnerschaft und Kinder habe ich verzichtet – und jetzt? Ich wollte doch nur, dass die Menschen mich mögen, ich wollte ... einfach nur gut sein und gemocht werden."

Jetzt fängt sie an zu weinen. "Irgendwie merke ich das alles jetzt erst."

Jetzt, mit vierundfünfzig Jahren, merkt sie, wie hoch ihr Preis für das Ansehen im Job ist. Seit geraumer Zeit trinkt sie abends, und es wird immer mehr, gesteht sie weiter: "Erst habe ich mich abends einsam gefühlt und einen Rotwein getrunken, doch es wird schon mal mehr mit dem Trinken, erst ein Glas und es geht auch mal eine halbe bis eine Flasche. Ja, ich bin auch machtlos gegenüber dem Alkohol!", gesteht sie und weint und weint und weint.

Ich beruhige sie und sage, dass es Hilfe gibt. Nicht viele schaffen es, es besteht aber Hoffnung, wenn wir etwas dafür tun. Das Wichtigste ist: nur für heute nicht zu trinken. Gleichzeitig gebe ich ihr Adressen, wo sie sich melden kann. Falls sie auch meine Unterstützung möchte, tue ich das gern. Sie will. Nirgends habe sie sich so angenommen und verstanden gefühlt.

So arbeiten wir im Jahrestraining unterstützend zur ambulanten Therapie. Die Haare haben anfangs richtig gefettet, aber nach drei Monaten hat sich das eingespielt, und die Haare waren von der Kopfhaut her im natürlichen Haarglanz. Heute hat sie Kontakt zu vielen Frauen, arbeitet ihre Themen auf und fängt an, Freundschaften aufzubauen. Sie selbst meint, dass es im Nachhinein ganz gut war, beruflich nicht mehr an der Spitze zu stehen und so extrem gefordert zu sein. Denn dadurch hat sie für sich mehr Freizeit und soziale Kontakte gewonnen.

Reich und anders

Sommer. Es ist heiß, ich möchte in die Pause. Eine Dame um die Fünfzig kommt herein, blondiert, hochhackige Schuhe, ein breites Lächeln. Mit der Gewissheit, dass sie bei mir richtig ist, fragt sie: "Kann ich bitte einen Haarschnitt haben, und können Sie mir erklären, was genau Sie machen? Ihr Geschäft hat mich neugierig gemacht, und ich bin nur heute in Köln."

Ich erkläre ihr, dass ich jetzt Pause habe und wir uns gern in einer Stunde treffen können. Gesagt, getan.

Alles möchte sie wissen, ihre Neugier gefällt mir. Sie wirkt sehr sympathisch.

"Bitte zeigen Sie mir, wie ich auf Naturfarbe umstellen kann. Ich bin es leid."

Ihre Haare sind von ihrem Ansatz her weiß und sie möchte ein helles Blond. Sehr gern mache ich mich daran.

"Bitte nehmen Sie zur Kenntnis, dass die Haarfarbe zu Beginn eine Übergangszeit brauchen wird. Diese Zeit gestalte ich so angenehm wie möglich. Es ist dazu erforderlich, dass Sie einmal im Monat kommen, um die Farbe vollständig auszutauschen. Bei Ihrer Länge wird das ungefähr zwei Jahre dauern."

Ich erwähne, dass ich auch Coaching zur Persönlichkeitsentwicklung anbiete. Bei diesem Training zu Steigerung des Wohlbefindens wird ihr gesamtes Potenzial betrachtet. Ob Sie daran Interesse hat? "Und ob!", legt sie gleich los, sie wünscht sich volle Unterstützung von mir.

Dann erzählt sie. Sie hat einen reichen Mann, der aus dem Süden kommt. Und sie hat schon viel erlebt, eine Diskothek gehabt, ihr Leben genossen und auch viele Dummheiten gemacht. Bis in den Morgen getanzt, sich mit den falschen Menschen abgegeben und dann einfach Pech gehabt, Insolvenz und Ende. Dachte sie. Aber dann kam ihr Traummann, reich und schön, und hat sie finanziell ausgelöst und die Kosten der Insolvenz getragen.

Das ist jetzt schon eine ganze Weile her. Er ist zehn Jahre jünger als sie, sie haben geheiratet, obwohl seine Eltern sich für ihn etwas anderes vorgestellt hatten. Weil sie sich in der Schuld fühlte, hat sie sich in der Familie ihres Mannes jahrelang klein gemacht und vieles erduldet. Deshalb war es ihr auch immer wichtig, als Rauschgoldengel der Familie zu gefallen. Aber das ist nun vorbei.

Meine Kundin hat ihren eigenen Kopf. Es ist herrlich zu hören, dass sie langsam ihren Selbstwert zurückgewinnen möchte. Das ist nicht so einfach. Aber jetzt beginnt sie mit der Bestimmung ihrer eigenen Haarfarbe. Sie ist eine attraktive Frau mit dem gewissen Etwas. Sogar ihr Schwiegervater erhob immer wieder "Ansprüche" auf sie aufgrund der Auslösung. Auch damit ist nun endgültig Schluss.

Gern mache ich mit ihr Abgrenzungsübungen. Es gelingt ihr, sich aus den Fängen des Schwiegervaters zu befreien. Die Schwiegermutter ist besitzergreifend ihrem Sohn gegenüber und bestimmt ständig, was für ihn gut ist und was nicht. Daher führe ich mit meiner Kundin ein Ritual durch und mache auch Beziehungsarbeit. Das hilft ihr, ihre Position als Ehefrau zu stärken. Indem sie ihren Mann auffordert, sich noch einmal neu für sie oder seine Mutter zu entscheiden, gewinnt sie Klarheit – und ihren Mann zurück. Und so passiert es auch. Ihr Mann akzeptiert ihre grauen Haaren, verteidigt sie und stellt sich auch vor sie. Seine Mutter muss zurückweichen.

Ich unterstütze sie darin, auch weiter an ihrem Selbstwertgefühl zu arbeiten. Interessant: Sie ist die einzige Frau in der Familie, die macht, was sie will. Durch liebevolles Abgrenzen zeigt sie, was sie möchte und was für sie nicht mehr stimmt. Sie setzt sich nun für sich ein, und das geht nicht gegen andere! Ihr Mann nimmt sie und ihre neue Haltung zunehmend ernster, privat wie auch in geschäftlichen Angelegenheiten. Ein faires Miteinander prägt die Partnerschaft neu.

Haareschneiden an Löwetagen

Heute ist Löwetag – laut astrologischem Kalender. Mein Termin-
kalender ist auch voll. Einige Menschen richten sich danach,
um sich an Löwetagen die Haare schneiden und am liebsten an
Widdertagen die Haare färben zu lassen. Löwetage – das bedeutet
für viele, die Energie und das Volumen der Löwenmähne für ihre
Frisur gewinnen zu können.

Ich habe schon mehrfach beobachtet, dass die Haare dann
wirklich volumiger fallen. Dies hängt aber zweifellos unmittelbar
mit einem guten Haarschnitt und der Energie des Friseurs wie auch
der der Kundin zusammen!

Lange gewellte Haare bis zur Taille, in Goldblond – ein Traum!
Nur die unteren Spitzen etwas trocken. An den Haaren "hängt"
eine Dame mittleren Alters, die alternativ ausgerichtet ist. Bewusst
hat sie sich den Termin ausgesucht. Einmal im Jahr geht sie zum
Friseur, und dann möchte sie sich dort richtig wohlfühlen. Wir
schauen uns ihre Haare genau an und beraten über den Haarschnitt.
Die Länge bleibt und ihre Haarfarbe ist auch klasse, hier muss
nichts geändert werden. Um den gewissen Haarglanz zu bekommen,
benutze ich eine bestimmte Bürste und zeige ihr eine Technik, wie
ihre Haare am besten zu bürsten sind. Die ist nachhaltig, denn die
Haare können sich wieder von alleine erholen.

Sie ist überglücklich darüber, dass sie beim Waschen keine Spü-
lung verwenden muss, um dann anschließend, nach dem Waschen,
weitere Produkte auf die Haare aufzutragen, um die Haare wieder

zu stärken. Mit besonderer Sorgfalt behandele ich ihre Haare und merke, wie sie es genießt, die langen Haare im Liegen gewaschen zu bekommen. Mit leichten Stufen und einem anschließenden Zickzackscheitel wirken die Haare in der Tat noch fülliger. Es gibt nichts weiter zu tun, die Haare sitzen nach dem Waschen einfach ohne Aufwand. Sie ist überzeugt, dass das am Löwetag liegt.

Zur Info für Menschen, die daran glauben: Ideale Tage zum Schneiden sind Löwe- und Jungfrautage. Haare brauchen ihre Ruhe an Krebs- und Fischetagen. An Fischetagen gewaschene Haare können sogar schuppig werden. Es ist nicht schlimm, wenn man einmal an einem Krebstag zum Friseur geht. Vermeiden sollte man aber, die Haare mehrfach hintereinander an Krebstagen schneiden zu lassen.

Bevorzugen Sie Kurzhaarfrisuren, die oft nachgeschnitten werden? Bei abnehmendem Mond an Steinbocktagen geschnittene Haare wachsen langsamer nach.

Für Farbe sind die Haare bei zunehmendem Mond besonders aufnahmebereit. Dabei eignen sich Lufttage besonders für bunte Haare. Rottöne gelingen an Feuertagen am besten, Orange an Löwetagen, Brauntöne an Erdtagen und dunklere Farben an Skorpiontagen. Zum Übertönen grauer Haare sind Steinbocktage, für weiße Haare Jungfrautage die günstigsten.

Zur Erklärung:

Feuerzeichen
Widder, Löwe, Schütze: *günstig für mähnige Frisuren*
Achtung: An diesen Tagen nicht zu heiß föhnen!

Wasserzeichen
Krebs, Skorpion, Fische: *Ruhe für die Haare*

Luftzeichen
Zwilling, Waage, Wassermann: *günstig, um die Haarwurzeln zu stärken (bürsten)*

Erdzeichen
Stier, Jungfrau, Steinbock: *optimal für das Färben mit Braun- und Schwarztönen*

Mondzyklenkuren
können am besten beim Schneiden an Löwetagen in Folge gemacht werden. Empfehlenswert ist es, dazu in der ersten Halbjahreszeit jeden Löwetag zu nutzen.

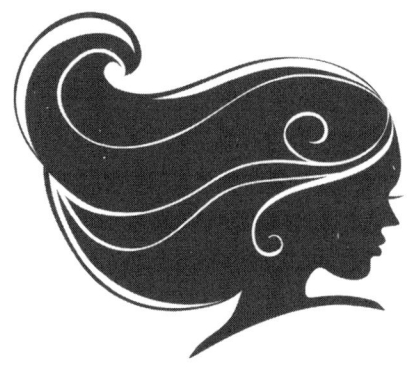

3.
Von der Bedeutung der Haare
zum Biofriseur

Bewusstseinswandel und neue Wege im traditionellen Handwerk

Haare waren für die Menschen schon immer ein wichtiges Thema. Mit unseren Haaren können wir unsere Persönlichkeit, Ausstrahlung und Vitalität betonen, uns also sehr individuell zeigen. Oder auch eine Gruppenzugehörigkeit (Militär, religiöse Konfessionen, Hippies, Punks) dokumentieren. Dies gilt für Männer und Frauen gleichermaßen, früher wie heute.

Von jeher ist bekannt, dass Haare nicht nur eine ästhetische Komponente haben, es also nicht allein um Schönheit und gutes Aussehen geht, sondern dass damit zugleich immer auch bestimmte Haltungen verbunden sind. Macht und Gehorsam, Verführung oder Intrige, ebenso Vertrauenswürdigkeit oder auch Liebreiz und Unschuld werden schnell assoziiert mit Menschen, deren Haare ein bestimmtes Aussehen haben. Frauen mit wallenden Haaren stehen für Betörung und sind daher noch immer ein beliebtes Motiv in der Werbung, ganz egal ob ein Auto verkauft werden soll oder eine Kaffeemaschine.

Circa 300 vor Christi etablierten sich Bader und Barbiere, die mitunter auch Aufgaben wie Aderlass, Zähneziehen und Wundbehandlungen durchführten. Mancherorts hatten sie daher eine gehobene soziale Stellung. Allmählich entstanden so die unterschiedlichen Berufe mit Lehr- und Meisterzunft: Barbiere, Bader, Wundärzte, Chirurgen.

Anfangs war es die primäre Aufgabe der Barbiere, die Haare lediglich ein wenig zu ordnen. Erst später wurden die Damen zu besonderen Anlässen wie Fest- und Feiertagen regelrecht frisiert. Die Herren ließen ihre Bärte stutzen, sich rasieren und die Haare schneiden.

In späteren Zeiten oblag es den Dienerinnen feiner Damen, deren Haare wunschgemäß zu behandeln. Sie mussten allerdings damit rechnen, auch körperlich attackiert zu werden, falls es nicht die gewünschten Resultate gab. Schlichte Frisuren oder pompöse Haarprachten mit eingebauten Kunstwerken wechselten je nach Stellung und Zeitepoche.

Das Verändern der Haarfarbe ist keine neuzeitliche Erfindung. Jungfrauen im alten Rom sollen gern die Kamille benutzt haben, um ihr Haar aufzuhellen und dadurch anziehender zu wirken. Bereits bei den Ägyptern war Henna ein beliebtes Färbemittel, um die Haare glänzender und roter werden zu lassen. Im Mittelalter allerdings galten rothaarige Frauen als Hexen. Allein wegen ihrer Haarfarbe unterstellte man ihnen, sich der Magie verschworen zu haben. Für viele rothaarige Frauen endete das Leben daher auf dem Scheiterhaufen.

Bei Männern galt und gilt langes, dickes Haar als erotisch. Offen getragen oder lässig zusammengebunden signalisiert es Stärke, Vitalität, Wildheit und Verwegenheit. In gebändigter Form strahlt die Fülle Breite und Länge sowie Autorität aus und verschafft Respekt. Bis zum heutigen Tag tragen daher – wie zur Zeit des Rokoko – die Richter in England eine Allongeperücke.

Wir Menschen, Männer wie Frauen gleichermaßen, lassen uns von Schönheit beeinflussen. Auch wenn diese oftmals nur schöner Schein ist: Kleider machen Leute! Zofen und Ankleidedamen und ebenso Friseure waren daher früher ständige Begleiter adliger oder hochrangiger Menschen. Das hat sich kaum geändert. Die auserwählten Experten in Sachen Haar und Schönheit sind auch heute unverzichtbare Begleiter von Entscheidungsträgern, Stars, Politikern und Menschen, die in der Öffentlichkeit stehen. Manche Musiker etwa gehen ohne ihre eigenen Friseure nicht auf Tournee. Und selbst ganz normale Menschen nehmen nicht selten hunderte von Kilometern Fahrt in Kauf, um zu "ihrem" Friseur zu kommen.

Eine gut sitzende Frisur gibt Sicherheit und Selbstvertrauen. Das war schon immer so und hat sich bis heute nicht geändert. Um Selbstsicherheit oder gar Macht, Erfolg und Perfektionismus oder auch Verführungskünste im Außen zu erlangen, um bei einem ersten Rendezvous, im Vorstellungsgespräch oder auch bei einer Trennung gut gerüstet, überzeugend und gewinnend auftreten zu können, ist die Frisur oftmals von äußerster Wichtigkeit für das Wohlgefühl vieler Menschen. Dies gilt, wenn auch in unterschiedlicher Ausprägung, für Frauen und Männer. Denn nicht jeder Mensch ist mit vollem Haar gesegnet. Gerade dann wären die innere Einstellung und die Handlungen wichtig: sich aussöhnen mit dem, was ist, und unterstützend arbeiten.

Traditionell haben wir aber alle zunächst die Erfahrung gemacht, dass die Chemie alle unsere Wünsche erfüllt. Zusätzlich zum Schnitt können Haarfarbe und auch Haarfülle immer irgendwie ergänzt werden. Nicht alle Menschen wollen aber weiterhin so mit ihren Haaren umgehen. Immer mehr bauen daher auf Natur und ein bewusstes Verhalten. Dies bedeutet eine grundsätzliche Änderung der Haltung – hin zu Natürlichkeit und Nachhaltigkeit.

Hierzulande ist bislang nur der klassische Friseurberuf staatlich anerkannt. Einen Gesellen- oder gar den Meisterbrief können Haararbeiter nur in diesem Ausbildungsberuf erwerben. Die Bezeichnungen, die dann von den Dienstleistern gerne gewählt werden, sind etwa Friseur, Coiffeur und Haarstylist. Ihre Aufgaben sind traditionell überwiegend in den Bereichen Frisurberatung, Waschen, Schneiden, Färben und Strähnen angesiedelt.

Die Nachfrage nach alternativ arbeitenden Friseuren nimmt ständig zu. Wer neue Haarbehandlungen ausprobiert, zudem Disziplin übt und dies alles wirken lässt, kann ganz sicher bald feststellen, wie auch seine Selbstsicherheit wächst. Vor etwa 40 Jahren begannen die ersten Friseure, mit Pflanzenfarben zu arbeiten – zunächst meist als Zusatzangebot zu der verbreiteten Chemiefarbe, weil sie ihre Existenz als traditionelle Friseure natürlich sichern mussten. In den Neunzigerjahren stellten dann einige wenige Friseure in Deutschland konsequent auf Pflanzenfarbe um. Das war neu und anfangs etwas Besonderes. Das erste Friseurgeschäft, das völlig auf Chemie verzichtete und konsequent für eine ganzheitliche Haarbehandlung eintrat, wurde in Köln eröffnet.

Heute beginnt sich dieser Zweig in der Friseurbranche langsam zu etablieren. Immer mehr Bio-Naturfriseure und Haarpraktiker für alternative Haarbehandlung bieten ihre Dienste an. Sie setzen dabei auf umfassende ganzheitliche Beratung ihrer Kunden, die konsequente Verwendung von Pflanzenfarben, das Betonen der natürlichen Schönheit und bieten somit Wellness-Einheiten für entspannte Auszeiten im Alltag. Der Umfang der Zusatzausbildungen und Qualifikationen dieser konsequent alternativ arbeitenden Friseure ist mittlerweile bei manchen bereits so umfangreich und breitgefächert, dass hieraus ein komplett neuer Ausbildungsberuf entstehen könnte.

Die Bereitschaft zum Umdenken hat viele Menschen erreicht. Die neue Ökowelle hat nichts mehr mit Batikkleidung oder Gesundheitslatschen zu tun, um ein Klischee früherer Tage zu bemühen. Der Bewusstseinswandel reicht von der Achtung und dem Respekt vor unserer Mutter Erde und dem Wissen um die Endlichkeit unserer Ressourcen bis hin zu einer Balance von Leben und

Arbeiten. Selbstbewusst leben und genießen, stets gut und natürlich aussehen und sich ökologisch sinnvoll kleiden, sich etwas – auch Luxus! – gönnen, beispielsweise mobil sein und reisen, und dennoch umweltbewusst und naturverbunden handeln, das sind längst keine Widersprüche mehr.

Viele Menschen sind heute nicht mehr gewillt, unnatürliche, ungesunde Prozeduren über sich ergehen zu lassen oder ihr Haar mit Chemie zu vergiften. Sie wollen auch in haarigen Angelegenheiten ökologisch sinnvoll handeln: Mit der Frisur zurück zur Natur!

In erster Linie sind es bislang bewusst lebende Menschen, die sich viel mit der Umwelt, ihrer eigenen Gesundheit und ihrem Wohlbefinden auseinandersetzen. Dieses Bewusstsein führt sie dazu, auch ihre Haare entsprechend behandeln zu lassen. Selbstverständlich sollen die Haare Fülle haben, sie sollen schön und brillant sein. Dass dies keineswegs nur mit Chemie zu erlangen ist, liegt auf der Hand. Für die Haarpflege Produkte aus der Natur zu benutzen, ist daher der erste logische Schritt.

Gut aussehen wollen aus einer gesunden und nachhaltig-ökologischen Haltung heraus kann schließlich der Anlass sein, die Zusammenhänge von Haarstrukturen und Lebensabschnitt neu zu definieren und sich erfolgreich mit seinen Themen auseinanderzusetzen. Die Wechselwirkungen von Haaren, Einstellungen und ökonomischem Handeln immer mehr zu integrieren und das alles für sich zu nutzen, hat ein wohliges Lebensgefühl zur Folge. Oft wird dies schon nach einer ersten Haarbehandlung von 1,5 bis 2 Stunden Dauer äußerlich sichtbar: Die Haare können wieder natürlich schwingen.

Aber natürlich gilt es, auch im Inneren etwas zu verändern. Man weiß heute, dass ein gesunder Darm wesentlich zur Schönheit beitragen kann. Voraussetzung hierfür und also zu empfehlen ist zuallererst eine gesunde Ernährung. Nach Möglichkeit sollte dabei die Ernährungspyramide berücksichtigt werden, also die Ernährung überwiegend mit frischem Bio-Gemüse, wenig Mehl und sehr wenig Zucker bestritten werden. Eine Darmreinigung kann hilfreich sein, sollte aber nur in Absprache mit einem Arzt oder Heilpraktiker durchgeführt werden.

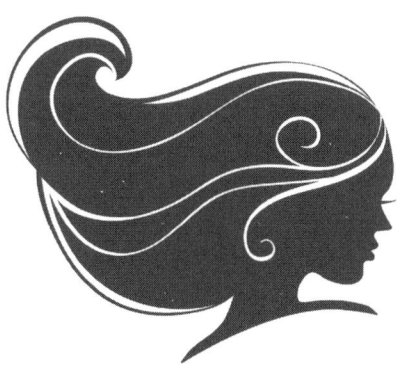

4.
Wissenswertes über Haare

Naturell-Lehre, Haarstruktur und Wesensmerkmale

Unterschiedliche Haarstrukturen – beispielsweise dick und fein oder lockig und glatt – können sich auf einem Kopf finden. Aus den Haaren kann viel gelesen werden. Denn sie sind einerseits Abfallprodukte des Körpers, andererseits sehr empfindsam, was das Nervenkleid, die Kapillargefäße und Farbbildungszellen anbelangt.

Haare verändern sich im Laufe des Lebens, sie werden dünner, dicker, weniger, lockiger, glatter, grauer, strohiger oder auch geschmeidiger. Die Struktur der Haare kann sich durch äußere Einflüsse ändern, Stress- und Extremsituationen wirken sich, oft zeitversetzt, auf die Haare aus und können eine Veränderung der Haarqualität hervorrufen. Auch unmittelbare Auswirkungen sind zu beobachten. Weithin bekannt ist der Schock, bei dem Haare urplötzlich weiß werden können. Dies mitunter auch bloß halbseitig.

All dies vollzieht sich so detailliert, die Zusammenhänge zwischen Äußerem und Innerem liegen gerade bei der Haarpracht so nah beieinander, dass oft die zugrunde liegenden Themen zugeordnet werden können.

Ein Kunde, der seinen Vater durch einen Unfall verloren hatte, wurde über Nacht auf der rechten Seite weiß. Er stand so unter Schock, dass sich die Melanozyten (Farbbildungszellen) zurückgezogen hatten. Die rechte Seite ist die männliche Seite in uns.

Eine Architektin, die mit Mühe und Not ihre Ausbildung beendet hatte, bekam auf der rechten Seite des Kopfes kreisrunden

Haarausfall. Diese Zone steht für das Bauen. Das Studium hatte sie mehr Kraft gekostet, als ihr lieb war. Außerdem hatte sie es nicht gerne gemacht.

Eine andere Kundin bekam am Vorderkopf urplötzlich ein Bündel weißer Haare. Sie waren auf einmal da, und sie sind auch feiner als ihr restliches Haar. Ich frage sie, wie sie mit ihrer Wut umgeht. Sie unterdrückt ihren Ärger und bringt ihn nicht dorthin, wo es angebracht wäre. Das kostet sie Kraft, zehrt an ihrem Körper und wird schließlich in dem grauen Büschel sichtbar. In diesem Moment wird deutlich, dass sie ein großes Problem damit hat, in Konfliktsituationen zu sich zu stehen und sich für sich selbst einzusetzen. Damit übernimmt der Körper die Situation und verliert an Farbe.

Eine weitere Kundin hat fast den ganzen Kopf voller springender Locken. Bis auf den Nacken, der ist und bleibt glatt. Ich frage sie, ob das schon immer so war. Nein, erst seit einiger Zeit. Nach einer Behandlung kommt heraus, dass die Locken sich verabschiedeten, als sie sich von ihrem geliebten Mann trennte. Die Beziehung fehlt ihr, auch ihr Kinderwunsch blieb unerfüllt. Es war, als hätte sie die Hoffnung auf eine eigene Familie aufgegeben. In dem Moment, als ihr das bewusst wird, beginnen die Nackenhaare wieder, sich zu wellen.

Eine Kundin mit kurzen, struppigen weißen und grauen Haaren wollte ihre Haare verändern, am liebsten hätte sie ihre Haare weicher. Sie machte einen burschikosen Eindruck auf mich, klar, diszipliniert und eher streng mit sich selbst und anderen. Es gab viel zu klären, von der Pflege bis zur Ernährung. Das Wichtigste war aber, dass sie lernte, mit sich selbst sanfter umzugehen. Daraufhin wurden ihre Haare mit der Zeit weicher und samtiger. Heute ist sie kaum wiederzuerkennen. Sie ist glücklich verheiratet und hat die "Aufgabe zu empfangen", wie sie sagt. Ihr Mann ist berufstätig und wünscht, dass sie zu Hause bleibt – und das tut sie auch gern. Dafür bürstet sie ihre überschulterlangen Haare jeden Morgen, pflegt sich und geht sanft mit sich selbst um. Sie mag ihre Haare mehr als früher. Diese legen sich jetzt geschmeidig um ihr Gesicht, und mit jedem Mal wird ihr Ausdruck am Kopf klarer.

Viele Frauen/Menschen wünschen sich Locken, sind aber in ihren Handlungen eher konkret auf ein Ziel eingestimmt, das sie konsequent verfolgen. Sie sind korrekt, geordnet und geradeheraus. Das sind oft Menschen, die eher glattes Haar haben.

Menschen mit vielen **kleinen Locken** haben unendlich viele Ideen und Phantasien. Hier ist es wichtig, dem Chaos einen Rahmen zu geben, damit die Kreativität voll genutzt wird. Im Haarschnitt wie in der Lebensweise.

Lange, wallende Haare stehen für sinnliche, bewegliche und verwegene Menschen, die auf der einen Seite genau wissen, was sie wollen, sich aber auch gerne mal mitreißen lassen und aufspringen auf einen Zug, der nicht ihrer ist.

Feine Haare sind Haare mit hochwertiger Qualität wie Seide. Meist gefällt diesen Menschen auch nur, was wirklich Qualität hat. Es ist gut, selbst wertzuschätzen, dass Menschen mit feinen Haaren auch nur Qualität rausgeben. Im Beruf beispielsweise muss ihnen das Ergebnis ihrer Arbeit stets selbst extrem gut gefallen, bis sie etwas abliefern. Die negative Seite hiervon ist freilich ungesunder Perfektionismus.

Kurze Haare symbolisieren Praktisches, Knackiges, Sportliches, Korrektes. Im Ayurvedischen wird empfohlen, wenn man keine Kinder haben möchte, sich die Haare kurz schneiden zu lassen. Menschen, die kurz tragen, können meist gut loslassen.

Lange, vitale Haare sind ein Zeichen für Stärke, Weiblichkeit, Sinnlichkeit, auch für Mütterlichkeit. Dies wird beispielsweise in Märchen häufig thematisiert. Oft geht es dabei um das Loslassen. Beim Mann zeigen lange, vitale Haare Kraft, Macht und auch Sexappeal.

Viele Haare sind häufig bei Menschen anzutreffen, die gerne ins Detail gehen, selbst dann, wenn es für andere bereits anstrengend wird. Dann haben sie zum Schluss noch eine Frage und noch eine, weil sie alles genau wissen möchten. Hier ist es oft gut, mit Grenzen zu arbeiten.

Besonders Frauen mit **wenigen Haaren** empfehle ich, auf ihre Ressourcen zu achten. Wichtig sind eine gesunde Ernährung und ausgleichende Bewegung.

Wenige Haare können verschiedene Ursache haben, etwa:

- ⊙ zu viel Stress
- ⊙ zu viel Kaffeegenuss
- ⊙ Nikotingenuss
- ⊙ Übersäuerung
- ⊙ Medikamente
- ⊙ hormonelle Gründe
- ⊙ erbliche Voraussetzungen
- ⊙ Krankheit

Die Haarwurzel ist empfindlich und direkt mit den Nervenenden verbunden. Bei Menschen, deren **Haare nur langsam wachsen**, wäre daher zu beachten:

- ⊙ Alles abklopfen, was mit Blase und Niere zu tun hat.
- ⊙ Oft gibt es tiefliegende Themen, an denen die Menschen festhalten, so dass die Kraft des Wachsens meist unbewusst in diese Themen (Psyche) geht.
- ⊙ Ernährungsthemen
- ⊙ Medikamente können den Haarwuchs beeinflussen.
- ⊙ die Zähne nachsehen lassen (verschiedene Metalle im Körper können Wechselwirkungen hervorrufen)

⊙ Haartraining

⊙ Körperreisen

⊙ das Loslassen üben

Borstige Haare finden sich meist bei robusten Menschen. Diese sind in ihrem Wesen ein bisschen widerspenstig und eigen. Je nachdem wie der Körper beschaffen ist, können hier auch Welten aufeinanderprallen. Ein Beispiel: Eine Kundin hat hartes Haar, das borstig erscheint und sehr trocken ist, und gleichzeitig einen schmalen, zierlichen Körper. Mit hoher Wahrscheinlichkeit ist sie sehr damit beschäftigt, die rustikalen Anteile in sich auszugleichen. Diese können sich zum Beispiel in einer herben, schroffen Ausdrucksweise finden. Andererseits ist denkbar, dass ihr zierlicher Körper etwa über die Hände höchst sensibel, sehr zart und feinfühlig reagiert. Diese Polarität muss die Kundin in Einklang bringen. Das Schlüsselwort hierbei lautet: die Unterschiedlichkeiten in sich anzunehmen.

In diesem Zusammenhang eine Bemerkung zur **Dauerwelle**. Einst eine Modeerscheinung, diente sie dazu, die Frisuren haltbarer, fester und lockiger zu machen. Das Haar – und zugleich auch der Mensch – sollte nach außen stabiler und stärker wirken: mehr, größer, höher. Das oft feine und glatte Haar sollte nicht sichtbar werden.

Schuppenflechte

Schuppenflechte ist eine vermehrte Zellteilung. Sie entsteht durch eine Übersäuerung des Körpers durch falsche Ernährung, ein Zuviel an Genussmitteln (Alkohol, Nikotin, Zucker, Koffein), Pilzerkrankungen und/oder Stress. Auch eine dauerhaft falsche Haarpflege, etwa mit zu scharfen Shampoos, kann Schuppenflechte hervorrufen. In diesem Fall lässt sie sich leicht beheben.

In Extremsituationen geht sie oft einher mit starkem Juckreiz. Die Kopfhaut kann nicht mehr richtig atmen, weil die Schuppenflechte zu dicht ist, die natürlichen Absonderungen sind klebrig. Die Schuppenflechte kann dadurch wie ein Panzer wirken. Dann bietet sie viel Schutz vor der Außenwelt und sich selbst, lässt aber auch nicht viel rein. Oft können hier Beziehungs- und Abgrenzungsthemen zugeordnet werden. Die Angst vor Verletzungen oder Zurückweisungen kann sich beispielsweise in beruflicher Überforderung zeigen. Andererseits möchte man dann nichts mehr so nah an sich heranlassen.

Es ist hierbei interessant, wo genau die Schuppenflechte sich befindet. Je genauer man sie lokalisiert, desto besser kann man auch die zugrunde liegenden Probleme ansprechen. Auch hier geht es wieder darum, hinzuschauen und zu lernen, bei sich selbst und in Beziehungen Grenzen zu setzen, zu halten und zu öffnen.

Schuppenflechte kann auch vererbt werden.

Schuppenflechte entsteht nicht von heute auf morgen. Sie braucht eine Zeit, um sich zu bilden, und kann dann sehr hartnäckig sein. Ebenso braucht es Zeit, damit sich die Kopf- und Körperhaut regenerieren kann.

Zur Behandlung der Schuppenflechte muss als Erstes durch einen Arzt oder Heilpraktiker zweifelsfrei geklärt werden, ob eine Pilzerkrankung besteht. Die Reinigung des Körpers mit ausgesuchten Naturprodukten (Tonerde), Salzbädern, die Umstellung auf andere Lebensmittel sowie die Etablierung neuer Tagesstrukturen können Linderung oder gar Abhilfe schaffen. Manchmal ist schon nach der ersten Behandlung ein guter Erfolg sichtbar. Auch wohltuende soziale Kontakte können sich lindernd auf das Gesamtbild auswirken.

Was sind Pilzerkrankungen?

Die Anzeichen sind sehr vielfältig. Dazu zählen

- ⊙ Müdigkeit
- ⊙ verschiedene Allergieformen
- ⊙ schmerzhafte Blähungen
- ⊙ Stuhlunregelmäßigkeiten
- ⊙ Heißhunger auf Süßes
- ⊙ erhöhte Blutfette

Was begünstigt eine Pilzinfektion?

Eine dauerhafte Medikation mit Kortison oder Antibiotika kann durchaus eine Pilzerkrankung auslösen, da die Darmflora angegriffen oder stark vermindert wird. Ebenso bewirken der Konsum von Zucker, Alkohol, Auszugsmehl und eine ballaststoff- und vitaminarme Ernährung eine Schwächung des Immunsystems. Auch Stress und negative Belastungen haben nachweislich messbare negative Auswirkungen auf das Abwehrsystem.

Tipps

Grundsätzlich ist bei einer Pilzerkrankung immer ein Arzt oder Heilpraktiker zu konsultieren. Zusätzlich können Sie folgende Maßnahmen ergreifen:

⊙ Immer zuerst Ausleiten und Entgiften, das stärkt das Immunsystem.

⊙ Trinken Sie jeden Morgen zwei Esslöffel Apfelessig, aufgelöst in einem Glas mit warmem Wasser; dazu über den Tag verteilt viel und regelmäßig trinken (Kräutertees, Wasser).

⊙ Spülen Sie mit speziellem Mundwasser täglich 3- bis 4-mal Mund und Rachen aus.

⊙ Wechseln Sie Ihre Zahnbürste häufiger.

⊙ Waschen Sie Ihren Körper mit Tonmineralerde, das wirkt wie ein sanftes Peeling und ist geschmeidig dazu.

⊙ Spirulina

⊙ Bäder

⊙ Heilerde

Juckreiz

Zu mir kommen oft Menschen mit Hautproblemen und Juckreiz. Als Erstes gilt es hier abzuklären, welche Pflegemittel wie oft genutzt und ob diese ausreichend ausgespült werden. Mitunter kann schon eine Umstellung auf die richtigen Pflegemittel Abhilfe schaffen. Auch gilt es, eine Pilzerkrankung auszuschließen.

Ist dies geschehen, kann genauer zugeordnet werden, womit der Juckreiz zusammenhängt. Hierbei müssen mehrere Faktoren im Körper betrachtet werden. Wie bei der Schuppenflechte muss der Juckreiz genau lokalisiert werden. Grundsätzlich steht ein äußerliches Jucken für ein inneres Feuer, das gesehen werden will.

Viele Menschen kratzen sich häufig am Kopf, vorne, hinten oder im Nacken. Es kratzt einen etwas. Etwas ist im Ungleichgewicht. Zu viel berufliche Beanspruchung und Stress einerseits und zu wenig privater Ausgleich andererseits, Beziehungsdefizite oder -mangel bewirken Unzufriedenheit und Unausgeglichenheit. Dies kann sich durch Juckreiz im Nacken bemerkbar machen, denn ein Teil des Nackens repräsentiert unsere Beziehungs- und Partnerschaftsthemen.

Juckt es in der vorderen Partie über den Augenbrauen oder am Haaransatz, kann es sein, dass zu wenig getrunken wird oder die Niere zu viel arbeiten muss, weil zu viel Kaffee und Alkohol getrunken wird.

Juckt es zum Beispiel am Oberkopf, ist dies eine Widerspiegelung des Darms. Es gibt womöglich schwer Verdauliches oder aber auch etwas, was gar nicht verdaut werden kann.

Auf der psychologischen Ebene können Kontrolle, Perfektionismus, Beziehungen und Dauerstress den Juckreiz auslösen.

Haarausfall

Alle sieben Jahre verändern sich Haare. Das ist ein natürlicher Ablauf. Je nachdem wie mit den individuellen Ressourcen umgegangen wird, zeigen sich Haar und Haut im Alter.

Bei jungen Erwachsenen zwischen vierzehn und Mitte dreißig sind die Haare am vollsten. Während bei Männern die Haare oft schon ab Mitte zwanzig unmerklich dünner werden, setzt dieser Prozess bei Frauen erst mit etwa Mitte dreißig ein. Ursache sind die unterschiedlichen Hormonhaushalte.

Auch die Nährstoffversorgung der Haare durch das Blut und der Wasserhaushalt verändern sich langsam. Dies zeigt sich mit zunehmendem Alter auch in nachlassender Hautspannung. Die Haare werden meist feiner und wachsen nicht mehr alle nach.

Die Jahreszeiten, meist Frühling und Winter, bewirken zudem temporäre Veränderungen der Haardichte, was sich aber stets wieder normalisiert.

Haarausfall ist nicht selten. Auch hier ist zu betrachten, welche Anteile zu kurz kommen. Ist der Mensch organisch gesund und hat dennoch Haarausfall, kann es auf der psychologischen Ebene Verluste geben: Verlust von Macht und Einfluss oder von Attraktivität, der Tod nahestehender Menschen wie auch der Verlust sozialer Anbindungen, etwa als Folge eines Umzugs.

Fallen täglich mehr als hundert Haare aus, ist das bedenklich, sobald dies über einen längeren Zeitraum geschieht. Bitte beachten Sie, wenn die einzelnen Haare dick und lang sind, kann dabei sehr schnell viel Volumen zusammenkommen.

Zu unterscheiden sind grundsätzlich diffuser, kreisrunder und kompletter Haarausfall. Letzterer ist für Frauen eigentlich untypisch, wird aber in jüngerer Zeit immer öfter bei ihnen festgestellt. Mögliche Ursachen für Haarausfall können sein:

- ⊙ natürlicher Haarausfall (Alterungsprozess)
- ⊙ jahreszeitlich bedingter Haarausfall
- ⊙ Verlust von Freiheit und Vitalität durch Krankheit oder Schock
- ⊙ Mineralstoffverlust durch ungesunde Lebensweise
- ⊙ belastende, kräftezehrende Lebensabschnitte ("Federn lassen")
- ⊙ Tendenz zur Selbstbestrafung (zum Beispiel Haareraufen vor Schmerz)
- ⊙ frühe Verluste vertrauter Menschen (zum Beispiel verstorbene Geschwister)
- ⊙ falscher Umgang mit Chemie (zum Beispiel Dauerwelle)
- ⊙ falsche Ernährung
- ⊙ Wechseljahre
- ⊙ Stress
- ⊙ falsche oder nicht ausreichende Zahnbehandlung (durch verschiedene Metalle im Körper, etwa verschiedene Zahnfüllungen)
- ⊙ psychische Probleme
- ⊙ Übersäuerung

Solange die Haarwurzelfunktion lebendig und intakt ist, können die Haare auch wieder wachsen. Erst wenn die Haarwurzel verkümmert ist, wächst das Haar nicht mehr nach.

Tipps bei Haarausfall – ein Kopfhauttraining

Ich empfehle das tägliche Bürsten mit einer bestimmten Wildschweinbürste. Das ist wie Joggen für die Haare, denn Sauerstoff und Nährstoffe gelangen dann durch die Blutfeinstgefäße wesentlich besser in die Haarwurzel und kräftigen diese. Das begünstigt auch das Wachstum. Überdies rate ich dazu:

- ⊙ regelmäßige gesunde Ernährung, viel und gutes Wasser trinken
- ⊙ Mineralstoffhaushalt überprüfen
- ⊙ Kopfhautmassage
- ⊙ Meridiane klopfen, reiben und ausstreichen
- ⊙ Tagebuch führen, um festzustellen, ob an Tagen mit viel Stress mehr Haare ausfallen
- ⊙ Stress meiden
- ⊙ Meditation
- ⊙ Visualisierungsübungen
- ⊙ Kopfhautwasser auftragen
- ⊙ Spannung-/Entspannungsübungen
- ⊙ Überprüfen der Zähne
- ⊙ Kopfhautfarbe wahrnehmen
- ⊙ Ätherisches Neroliöl mit in die Haarpflege geben
- ⊙ Bearbeiten der Themen Freiheit, Verlustängste, Vitalität. Licht ins Vergangene bringen, damit es bewältigt und verabschiedet werden kann.

⊙ Kräftigungsmittel für die Kopfhaut ist Quendel; nach dem Waschen mit dem Sud spülen und nicht mehr nachspülen.

⊙ Das chinesische Kraut He Shou Wu gilt als Hauptkraut gegen Haarausfall; Einnahme bitte nur in Absprache mit einem TCM-Therapeuten.

⊙ Spirulina kurweise einnehmen

⊙ Algen als Nahrungsmittel nutzen

Trockene Haare

Die meisten Menschen bekommen trockene Haare oder trockene Spitzen erst in der zweiten Lebenshälfte. Das hat mit folgenden Faktoren zu tun:

- ⊙ Der Wasserhaushalt ändert sich, die Folge sind eine geringere Hautspannung, Falten und Trockenheit.
- ⊙ Der Mensch hat weniger Durst.
- ⊙ unausgewogene Ernährung
- ⊙ Stress
- ⊙ Sonnenbaden
- ⊙ Alterungsprozess
- ⊙ Rauchen
- ⊙ Sucht auf Süßes
- ⊙ ungesunder Lebenswandel
- ⊙ chemische Einflüsse
- ⊙ zu häufiges und falsches Haarewaschen und -färben

Sind die Haare stumpf, ist auf der psychischen Ebene auch zu prüfen, wo der Glanz im Leben geblieben ist.

Fettige Kopfhaut

Dieses Phänomen tritt meist in jüngeren Jahren auf. Eine Überproduktion der Talgdrüsen, meist in der Pubertät, lässt den Kopf und die Haare glänzen. Tritt dies in späteren Lebensjahren immer noch auf, geht dies meist einher mit einer Überaktivität. Diese Menschen machen in der Regel sehr viel für andere und strengen sich an, nicht zu kurz zu kommen. Mögliche Ursachen:

⊙ hormonell bedingt (Pubertät)

⊙ Rauchen

⊙ Ablehnung von gesunder Kost und ungesundes und unregelmäßiges Essen: zu fett, zu süß, zu schnell

⊙ ungesunder Lebenswandel (Stress)

⊙ innerliche Unruhe und äußere Hektik

⊙ zu wenig Aufmerksamkeit für sich selbst

⊙ falsches und zu häufiges Waschen

Arbeiten am Haar

Farbe

Schön auszusehen und sich auch schön zu fühlen – das können zwei völlig verschiedene Punkte sein. Farbe spielt dabei eine wesentliche Rolle.

Menschen, die ihr Haar sehr aufhellen, also ihren Naturton deutlich heller färben, möchten fast immer weicher, jünger oder moderner erscheinen. Hier gibt es fast immer eine Diskrepanz zwischen der Eigenwahrnehmung und der Realität, egal ob dies bewusst oder unbewusst geschieht.

Menschen, die oft die Haare färben, wollen unbedingt sehr modern wirken. In der Regel finden sich bei ihnen auch Themen wie Angst und Perfektionismus. In jedem Fall entfernen sie sich immer mehr von ihrem Naturell.
Menschen, die ihre Haare rot färben, möchten häufig interessanter wirken.

Strähnen sollen auflockern und die eigene Haarfarbe aufpolieren. Selbstvertrauen ist hierbei oft ein Thema. Denn häufig sind die Strähnen so weiß und so zahlreich, dass der natürliche Gesichtsausdruck des Menschen im Gegensatz dazu nicht mehr genug ausstrahlt und gar keine Kraft mehr hat. Die Konturen des eigenen Gesichts wirken blasser oder verwischen. Dafür sieht man viel von der

Modefarbe Blond. Leider hat die absolut nichts mehr mit der Kraft der Person zu tun. Der erzielte Effekt ist somit häufig das Gegenteil dessen, was ursprünglich beabsichtigt wurde.

Die Kraft der Farben wird oft gründlich unterschätzt. Nachweislich kann zu dunkel gefärbtes Haar einen Menschen älter machen, zu hell gefärbtes Haar macht ihn viel zu blass, die eigene Persönlichkeit wird in beiden Fällen unterdrückt. Denn hierbei steht allein die dominante Farbe im Vordergrund und nicht der individuelle Typ.

Im Rokoko wurde beispielsweise weiß gepudert. Auch bei den Ägyptern wurde gepudert, um heller zu wirken. Eine Zeit lang galt bei uns Bräune als Schönheitsideal. Heute wird, schon aus gesundheitlichen Gründen, wieder hellere Haut bevorzugt. Dennoch ist heute eigentlich alles tragbar, was gefällt. Einige Menschen lassen daher nachhelfen und korrigieren oder ändern ihr Äußeres durch Operationen. Gegen derlei Eingriffe in die Natur aus rein oberflächlichen Beweggründen wende ich mich strikt.

Spannend ist es, wenn Menschen beginnen, das Eigene authentisch zu leben, und somit wieder Vertrauen finden in die Zeitphasen ihres Lebens. Dann bekommt ihre Haarfarbe einen anderen Stellenwert und erhält ein vitales, glänzendes Aussehen. Dies kann Pflanzenfarbe brillant und natürlich unterstützen.

Bewusst lebenden Menschen ist Naturfarbe im Haar sehr wichtig. Aufklärung ist hier notwendig. Denn wir sind permanent von sehr vielen Farben umgeben, die uns stärken oder schwächen können.

Jene Menschen, die danach streben, ihr Schönheitsideal auf dem Weg zurück zur Natur wiederzufinden und zu stärken, möchte ich in ihrem Denken, Handeln und Fühlen unterstützen. Denn viele Kundinnen sind sehr unsicher, was Farben angeht. Selbst dann, wenn sie bereits eine Farbberatung gemacht haben. Unsere eigenen Farben, die wir ohnehin am Körper tragen, und die Farben in unserer unmittelbaren Umgebung stehen in einem Wechselspiel. Sie wirken fortwährend miteinander und natürlich auch auf die Haarfarbe. Wir werden also permanent beeinflusst durch:

- ⊙ wechselnde Gesichtsfarbe (Jahreszeiten)
- ⊙ Augenfarbe
- ⊙ Augenbrauenfarbe und -dichte
- ⊙ Lippenfarbe
- ⊙ Körperfarbe
- ⊙ Brillenfarbe
- ⊙ dekorative Farben für Kosmetik
- ⊙ Kleiderfarben
- ⊙ Pflanzenfarben
- ⊙ Naturfarben
- ⊙ chemische Farben
- ⊙ kalte und warme Farben
- ⊙ stärkende und schwächende persönliche Farben
- ⊙ unser Gefühl bestimmten Farben gegenüber

Dies sind einige Beispiele dafür, welche Farben uns ständig umgeben. Manche Farben gefallen uns mehr, manche weniger. Bei der Auswahl der Farbe berücksichtige ich diese Farbenhintergründe, um die Person zu stärken, auszugleichen oder zu beruhigen und optimal ins Licht zu rücken.

Das heißt, die Haut- und Haarfarbe hat eine stärkere Aussagekraft, wenn der Naturton erhalten bleibt, so dass Augenfarbe, Augenbrauenfarbe und Gesichtsfarbe zueinander passen und eine natürliche Kontur bilden.

Ich betone noch einmal, dass ich eine Anhängerin von Naturfarben bin. Sie sind generell in ihrer Wirkung sanfter und weniger plakativ. Jede Naturfarbe hat ihre eigene Farbrichtung. Sie tendiert beispielsweise in Richtung Beigeton oder Gold oder Rot. Haben Haare in diesen Farben einen natürlichen, brillanten Glanz und einen knackigen Schnitt, sehen die Frisuren sehr ansprechend und vor allem sehr natürlich aus.

Tipp

Falls Sie eine chemische Farbe im Haar haben, probieren Sie Folgendes vor dem Spiegel aus: Stellen Sie sich so, dass nur Ihr Haaransatz zu sehen ist (der muss mindestens vier Wochen alt sein; besser ist es, wenn noch mehr rausgewachsen ist). Testen Sie, wie Ihre aktuelle Haarfarbe, die jetzt zu sehen ist, zu Ihrem Hautbild passt. Sehen Sie bitte genau hin, und fragen Sie dazu auch eine weitere Person, Ihren Mann oder eine Freundin. Was fällt Ihnen auf? Passt die chemische Farbe wirklich zu Ihnen? Oder wirkt sie auf einmal fremd? Wichtig ist, dass der natürliche Ansatz richtig zu sehen ist.

Selbst wenn die eigene Farbe zu grau erscheint, kann hier leicht nachgeholfen werden. Mit Pflanzenfarben natürlich und eher dezent, so dass es auch leichter ist, sie wieder rauswachsen zu lassen, wenn die Naturhaarfarbe erwünscht ist.

Pflanzenfarben wirken wie Wasserfarben, je öfter sie benutzt werden, desto schöner werden sie. Zudem haben sie die Eigenschaft, dass sie wie eine Kur wirken und die Haare sich wieder wie Haare anfühlen. Chemische Farben wirken oft wie Plakafarben. Viele Frauen kennen ihre eigentliche Haarfarbe gar nicht mehr. Sie haben noch die Farbe im Kopf, die sie vor Jahren einmal hatten.

Dabei gilt natürlich immer: Wir sind Frauen. Wir lieben die Veränderung und die Farbe. Jede entscheidet allein für sich, ob, wann und in welchem Umfang Pflanzenfarbe für sie ein Thema ist.

Genauso wie die Haarfarbe sich verändert, genauso verändert sich auch die Gesichtsfarbe und -struktur. Das geschieht jedoch nicht ganz so auffällig.

Vorteile der Pflanzenfarben sind:

⊙ spürbar verbesserte Haarqualität
⊙ brillanter natürlicher Glanz
⊙ Eignung bei Allergien
⊙ steigende, bessere Qualität bei häufigerer Anwendung
⊙ keine Umweltbelastung
⊙ angenehmes Empfinden (wie eine Moor-Packung)
⊙ Der ökologische Aspekt trägt dazu bei, sie auszuprobieren.

Pflanzenfarben können zum Beispiel aus folgenden Stoffen bestehen:

⊙ Indigo
⊙ Kaffee
⊙ Walnussschalen
⊙ Henna
⊙ Kamille
⊙ Salbei
⊙ Rot-Sandelholz
⊙ Cassia (wird mit heißem Wasser gekocht und mit Essig oder Schwarztee angereichert. Durch die in Pflanzenfarbe enthaltene Gerbsäure erhält die Haarfarbe einen brillanten Glanz. Wichtig: Alles, was länger als eine Stunde zieht, trocknet aus.)

Farbwahl

Als Biofriseurin vertrete ich die Auffassung, dass die natürliche Haarfarbe immer am besten geeignet ist für die jeweilige Person und dass diese Haarfarbe durch Pflanzenfarben unterstützt werden kann. Denn sie ist der Ausdruck der Persönlichkeit und des aktuellen Gesamtbildes des Menschen.

Pflanzenfarbe hat auch ihre Grenzen. Eine kompetente und fachgerechte Beratung ist daher unbedingt erforderlich, denn der Übergang von Chemie- zu Pflanzenfarbe ist oft ein Prozess, der Begleitung braucht. Dabei ergibt sich auch, dass die Farbwahl bei der Kleidung individuell verändert wird. Das wiederum bedingt, dass der Mensch insgesamt unterstützt wird in seinem eigenen natürlichen Prozess. Die individuellen Farbnuancierungen müssen Bezug nehmen auf das Naturell, die Ernährung, die Erfahrungen und die Lebensweise des Menschen, so dass sich eine authentische und gesunde Einheit in Körper, Gesicht und in den Haaren widerspiegelt.

Gerade beim Weißanteil ist es äußerst spannend zu wissen, welche Möglichkeiten es gibt zu färben mit Pflanzenfarben, …

⊙ die sanft wirken.

⊙ bei denen der Ansatz nicht sehr sichtbar ist.

⊙ die auf alle Fälle natürlicher wirken.

⊙ die unbedenklich sind.

⊙ so dass weiße Haare wirken wie dezente Strähnen, falls noch dunkle Haare mit drin sind.

⊙ so dass die natürliche Unregelmäßigkeit im Haarbild zur Geltung kommt.

⊙ so dass sich ein absolut individuelles Farbbild ergibt.

⊙ so dass das Naturell erhalten bleibt und um brillanten Glanz erweitert wird.

157

Der Begriff *Silver Ager* bezeichnet die neue Generation ab fünfzig Jahren, die sich ihres Wertes, ihrer Schönheit, Klugheit und Weisheit voll bewusst ist. Insbesondere die Frauen dieser Altersgruppe strotzen vor Gesundheit und nehmen mit ihrer Gelassenheit einen würdigen Platz in der Gesellschaft ein. Es sind selbstbewusste weißhaarige Damen, die sich in ihrer natürlichen Schönheit auch für Werbung ablichten lassen.

Sind Menschen zu früh weiß geworden, ist es spannend zu fragen, wo es angefangen hat und wie der Verlauf war. Auf dem Kopf sind Zonen, die sich ansprechen lassen wie bei der Fußreflexzonenmassage. Es ist von Bedeutung, wo die Haare zuerst grau wurden. So steht zum Beispiel die vordere Partie für Organe wie Blase und Niere. Dem entsprechen auf der psychischen Ebene das Thema Kontrolle, auf der Beziehungsebene das Thema Loslassen.

Tipp

Spielen Sie mit Farben!
Vieles wird erst sichtbar, wenn Sie Ihre Gewohnheiten hinterfragen und Ihre Routine aufbrechen. Machen Sie Dinge einfach einmal anders als üblich:

Verbannen Sie beispielsweise alle schwarzen oder weißen Farbtöne (auch für blaustichige Farbtypen) für eine begrenzte Zeit aus Ihrem Kleiderschrank. Probieren Sie aus, welche Farben besser zu Ihnen passen. Sind es warme Farben, eher Gold, oder kalte Farben, eher Silber.

Ziehen Sie Unterwäsche in unterschiedlichen Farben an. Einmal ein tiefes Rot, dann sanfte Beige- oder Gelbtöne. Das wirkt - je nachdem - anregend, beruhigend oder ausgleichend.

Nutzen Sie Ihre Lieblingsfarben bei Oberbekleidung einschließlich Schals und Tüchern auch als Schmuck. Überprüfen Sie, ob Ihre Lieblingsfarben auch Ihre Typfarben sind. Fühlen Sie die Unterschiede.

Überlegen Sie, mit welchen Farben Sie einmal schlafen gehen wollen. Gerade bei Schlafstörungen helfen oftmals ruhige, sanfte Farben. Vermeiden Sie bei Schlafstörungen hingegen Rot im Schlafzimmer.

Nutzen Sie Farben für Ihre Vorhaben. Grün und Beige wirken seriös und öffnen, Rot ist bekanntlich verführerisch, Blau klar und abgrenzend.

Ist die Wahl mit Gold und Silber falsch getroffen, kann dies Auswirkungen auf Ihr gesamtes Farbbild haben. Alle Silberliebhaber und die, die es tragen können, sind mit blaustichigen und Metallfarben in Kleidung und Farbe gut beraten.

Alle, die gerne Gold tragen, sind mit gelblichen Tönen und erdigen Farben gut beraten. Wer sich gern mit Goldfarben schmückt, findet in der Pflanzenfarbwelt viele Nuancierungsmöglichkeiten.

Menschen, die gern Silber tragen, umgeben sich und ihren Körper lieber mit kalten Farbtönen. Das muss unbedingt bei der Farbwahl für die Haare berücksichtigt werden. Pflanzenfarben sind in der Regel warm. Daher sollte in diesen Fällen unbedingt ein Fachmann zurate gezogen werden, um den richtigen Farbton zu erzielen.

Selbstverständlich gibt es Ausnahmen von den hier beschriebenen Idealtypen.

Wirkung der Farben

Rot ist dem Wurzelchakra zugeordnet und steht für Kraft, Sexualität, Lebendigkeit, Liebe und Aggression.

Rosa ist die Farbe der Zartheit und der Eigenliebe.

Orange ist dem zweiten Chakra unterhalb des Bauches zugeordnet und markiert den Übergang von Sexualität zum Fühlen (Bauchgefühl).

Gelb ist die Farbe des Sonnengeflechts und macht hungrig auf neues Wissen.

Grün ist die Herzfarbe, die für Öffnung steht.

Blau ist die Farbe der Kommunikation.

Violett ist die Farbe der Spiritualität.

Braun ist die Farbe von Mutter Erde. In diesem Zusammenhang sind fast immer Mutterthemen anzutreffen.

Schwarz verschluckt alles andere, ist abgrenzend und geheimnisvoll (Abendkleider!).

Interessant ist es zu sehen, welche Farben gern angezogen und welche vermieden werden.

Haarbehandlung

Wie pflege ich mein Haar richtig? Ist weniger mehr? Was benötige ich dazu? Was tue ich, damit mein Haar kraftvoll ist und seine Fülle auch im Alter noch bewahrt? Wann fühlen sich meine Haare wieder an wie Haare? Um auf diese Fragen individuelle Antworten geben zu können, ist eine gründliche und professionelle Beratung unerlässlich. Denn es gibt so viele individuelle Wechselwirkungen und Zusammenhänge, wie es Menschen gibt. Jeder Mensch ist anders, folglich muss jede Haarbehandlung individuell auf ihn abgestimmt sein. Die ganzheitliche Betrachtung schließt immer auch eine gesunde Ernährung mit ein.

Die natürlichen Basismaßnahmen ersparen viele Produkte und sind umwelt- und hautverträglich. Die Pflege des Haares ist weniger aufwendig, als man glaubt. Mit folgendem Fünf-Punkte-Plan erreichen Sie das Optimum für Ihr Haar:

1. Haare waschen
2. Haare und Kopfhaut bürsten
3. Arbeiten mit Edelsteinkämmen
4. Energetisches Haareschneiden
5. Haarbehandlung mit Jahrestraining

1. Haare waschen (Shampoo)

An erster Stelle stehen selbstverständlich ein sichtbar sauberes Haar und ein angenehm frisches Gefühl. Beides lässt sich erreichen, indem man die Haarwäsche richtig gestaltet.

Besonders wichtig ist es, die Kopfhaut gründlich zu reinigen, denn dort lagern sich Talg, Schweiß und Schuppen ab. Die Haare werden automatisch mitgewaschen. Es empfiehlt sich, eine Mixampulle von fünf Zentimetern Durchmesser zu verwenden. Diese sollte mit einem Pipettenaufsatz versehen sein, in der das Shampoo gleichzeitig verdünnt werden kann. Meist reicht es völlig aus, vom Shampoo in die Mixampulle nur so viel einzufüllen, dass der Boden bedeckt ist, und den Rest mit warmem Wasser aufzufüllen. Die Mischung ist richtig, wenn das Haar beim zweiten Waschvorgang schäumt. Selbstverständlich sollte hier ein biologisches Shampoo verwendet werden, um Haare und Kopfhaut zu schonen. Das verdünnte Shampoo kann nun gezielt auf die Kopfhaut aufgetragen werden. Dazu mit der Pipettenspitze Bahnen entlang der Kopfhaut ziehen, von oben nach unten.

Beim Einmassieren darauf achten, dass der Druck nach unten geht, dadurch können die Schmutzpartikel leichter abfließen.
Die Längen und Spitzen benötigen kein Shampoo, sie sind trocken und müssen geschützt werden. Gewaschen werden sie nur dann, wenn das Haar insgesamt schmutzig geworden ist.

Bitte waschen Sie Ihre Haare weniger oft, und gönnen Sie Ihren Haaren eine Pause. Wenn Sie Ihre Haare zweimal shampoonieren, bleiben sie länger frisch. Es ist besser, nur einmal pro Woche zu waschen und die physikalische Reinigung der Bürste zu nutzen.

Noch intensiver ist eine Entschlackungswäsche. Sie wird bei stark fettender oder unreiner Kopfhaut empfohlen. Zuvor machen

162

Sie die Lymphe zur Entschlackung bereit. Nehmen Sie jeweils drei Finger einer Hand und drücken Sie die am Hals befindliche Kuhle nach unten, dreimal hintereinander. Anschließend mit der Faust im Nacken nach unten streichen, die Halswirbelsäule entlang.

An den Ohren die Hände nach unten gleiten lassen. Es geht darum, die Lymphe auszustreichen und damit zu aktivieren. Klopfen Sie zum Abschluss den Hinterkopf leicht mit den Fingern nach unten ab. Dann wie oben beschrieben waschen.

Die Haare beim Abtrocknen mit dem Handtuch nie rubbeln, sondern nur ganz sanft drücken, bis die größte Feuchtigkeit vom Handtuch aufgesogen ist.

Tipps

Bei fettigen sowie trockenen Haaren wirkt Tonmineralerde ausgleichend. Sie steigert das Volumen und wirkt kräftigend bei feinem Haar. Ideal ist die Anwendung auch bei Schuppen und Schuppenflechte. Hier wirkt sie wie ein sanftes Peeling. Sie sollte allerdings nur bei naturbelassenen Haaren verwendet werden. Auch für Allergiker ist sie gut geeignet. Zur Verstärkung kann in Shampoos Tonmineralerde oder auch entsprechend ein ätherisches Öl verwendet werden.

Bei sehr trockenem Haar hilf Honig, der auch bei Allergien und schlecht heilenden Wunden auf der Kopfhaut verwendet werden kann. Gegen fette und trockene Schuppen und bei Juckreiz und Schuppenflechte hilft Wacholder. Bei fettigen Haaren verwenden Sie Eukalyptus oder Kamille.

Ylang-Ylang wirkt speziell gegen fettige Kopfhaut und bei fettigen Schuppen.

Eine besondere Art der Kopfhautmassage ist das Haareziehen. Ziehen Sie sich selbst oder auch Ihren Partner an den Haaren. Ein sanfter Zug reicht, um etwas herauszuziehen.

Waschen Sie auch bei langem Haar nur die Kopfhaut.
Nutzen Sie Bier als Festiger.
Mit Essigwasser bekommen Sie jedes Haar zum Glänzen.
Durch eine Mischung aus Eigelb, Sesamöl und dem Saft einer ungespritzten Zitrone werden Ihre Haare weicher.

2. Haare und Kopfhaut bürsten (eine physikalische Reinigung)

Beugen Sie zunächst Ihren Kopf bis unterhalb der Herzlinie vornüber. Nun bürsten Sie Ihre Kopfhaut und Haare etwa fünf Minuten lang. Anschließend den Kopf wieder gerade halten und die Haare zurückbürsten. Lockern Sie die Haare auf, und legen Sie mit Ihren Händen Ihre Frisur. Benutzen Sie ausschließlich Haarbürsten aus Naturborsten.

Warum ist das Bürsten so wichtig? Es dient dazu ...
⊙ Schmutz, Staubpartikel sowie Schuppen und Ablagerungen vom Haar zu entfernen.
⊙ Salze von der Kopfhaut zu lösen.
⊙ den natürlichen Säureschutzmantel zu erhalten.
⊙ elektrostatische Aufladung zu mindern.
⊙ die Talgdrüsen zu normalisieren.
⊙ die Kopfhaut zu beleben und so die feinen Kapillargefäße besser mit Nahrung und Sauerstoff zu versorgen.
⊙ Haarausfall entgegenzuwirken.

Ihr Haar dankt Ihnen dies mit mehr Volumen und seidigem Glanz!

3. Arbeiten mit Edelsteinkämmen

Die ganzheitlich arbeitende Friseurin Linda Deslauriers, die auf Hawaii und in Deutschland lebt und arbeitet, hat sich intensiv mit dem Thema Edelsteinkämme beschäftigt. Ihr verdanken wir wichtige Erkenntnisse über den Zusammenhang von Edelsteinen und Haarpflege.

Edelsteine werden schon seit geraumer Zeit im Bereich der ganzheitlichen Medizin eingesetzt (Edelsteintherapie). Edelsteine schwingen auf feinstofflicher Ebene und sind in der Lage, das menschliche Schwingungsfeld positiv zu beeinflussen. Mit Edelsteinkämmen beeinflussen Sie Ihr gesamtes energetisches System und unterstützen die Selbstheilungskräfte. Als Materialien eignen sich beispielsweise:

- ⊙ Rosenquarz (Stein der Liebe und des Selbstvertrauens)
- ⊙ Bergkristall (Stein der Reinigung und spirituellen Öffnung)
- ⊙ Jade (Stein der Lebenskraft)
- ⊙ Tigerauge (Stein der Wahrnehmung und innerer Instinkte, fördert Hellsichtigkeit)
- ⊙ Chalzedon (fördert Kommunikation)
- ⊙ Amethyst (Stein der Intuition und Weisheit)

Kämmen Sie, bevor Sie einen Edelsteinkamm benutzen, Ihre Haare mit Ihrer gewöhnlichen Bürste oder Ihrem Kamm. Der Edelsteinkamm dient in erster Linie der Energetisierung und nicht dem tatsächlichen Auskämmen der Haare. Nach der Benutzung den

Kamm bitte unter fließendem kaltem Wasser ausspülen, trocknen und dunkel aufbewahren. Bitte setzen Sie Ihren Edelsteinkamm möglichst nicht Magnetfeldern wie bei Handy, Fernseher, Computer oder ähnlichen Geräten aus. Ihr Edelsteinkamm sollte gelegentlich im Sonnen- oder Mondlicht energetisch aufgeladen werden!

In meiner Praxis nutze ich Edelsteinkämme ausschließlich intuitiv. Denn sie sind nicht für jede Kundin geeignet und auch nicht immer erwünscht. Beim Kämmen einer Kundin mit einem Rosenquarzkamm spürte ich intensiv einen Widerstand, der bemerkt werden wollte, einen Knoten, der sich nicht lösen ließ. Ich vermutete, dass es einen Zusammenhang mit dem Unterleib gab, und bat die Kundin, einen Gynäkologen zu konsultieren. Wochen später kam sie wieder zu mir, um sich herzlich zu bedanken. Der Arzt hatte ein Karzinom festgestellt und entfernt.

4. Energetisches Haareschneiden (Haarschnitt)

Das Schneiden der Haare hat einen direkten Einfluss auf das Wohlbefinden. Über Muskeln, Drüsen, Blutgefäße, Meridiane und Nerven sind die Haare mit dem Körper verbunden. Durch die lebendige Haararbeit können die energetischen Spannungsverhältnisse positiv beeinflusst werden. Auf dem Kopf befinden sich – ebenso wie an den Füßen, Händen und Ohren – Reflexzonen. Durch energetisches Haareschneiden können Blockaden in diesen Zonen gelöst und aufgehoben werden.

Energetisches Haareschneiden erfordert ein sehr feinfühliges Arbeiten. Ihre Haare und Sie selbst werden mit Achtsamkeit und Respekt behandelt. Der Mensch wird ganzheitlich wahrgenommen. Eine langsame und intuitive Schnitttechnik bringt die Haarspitzen miteinander in Verbindung und stimuliert so den Energiefluss durch das Haar. Wichtig ist dabei herauszufinden, wo Energie gebündelt ist, also massiv oder sogar zu stark auftritt, und wo Energie aufgebaut werden muss. An diesen Stellen ist das Haar durch den Schnitt auszugleichen. Stets gemessen an den natürlichen Gegebenheiten der Kundin, wird auf diese Weise das energetische Gleichgewicht im Haar wiederhergestellt, es entsteht ein individueller Haarschnitt, der die Person gut zur Geltung bringt.

Wenn Fremde an den Haaren arbeiten, ist es immer ein Eingriff in die Intimsphäre und auch in den Aura-Astralbereich. Da das energetische Haareschneiden ein anderes Arbeiten erfordert, wird das Haareschneiden als angenehm und entspannend erfahren. Der Haarschnitt wird nicht nur visuell, sondern auch emotional wahrgenommen.

Folgende Punkte sollten Sie beachten, bevor Sie einen ganzheitlich arbeitenden Friseur (Bio-, Naturfriseur, Haarpraktiker) aufsuchen, der mit energetischem Haareschneiden vertraut ist:

⊙ Bitte planen Sie für die Erstbehandlung mindestens 1,5 bis 2 Stunden Zeit ein.
⊙ Wenn möglich, Haare mindestens zwei Tage vorher nicht waschen.

Fülle und Glanz des Haares sowie der Haarschnitt prägen den ersten Eindruck, den wir uns von einem Menschen machen. Schlecht und nicht typgerecht geschnittenes sowie stumpfes und kaputtes Haar wird als so negativ empfunden, dass andere positive Merkmale des Äußeren nicht mehr oder nur noch vermindert wahrgenommen werden. Der achtsame und lebendige Umgang mit Ihrem Haar schafft die Basis für ein natürliches, typgerechtes, gesundes und individuelles Aussehen Ihres Haarschopfes. Somit kommt Ihre natürliche Ausstrahlung voll zur Geltung!

5. Haarbehandlung mit Jahrestraining

Ich kombiniere meine Haarbehandlung mit einem Persönlichkeitstraining und biete beides im Paket als "Haarbehandlung mit Jahrestraining" an. Denn aus integraler Sicht besteht stets eine Wechselwirkung zwischen Haaren und Persönlichkeit.

Organisatorisch umfasst eine Trainingseinheit insgesamt sechs mal zwei Stunden, regelmäßig alle zwei Monate. Inhaltlich bedeutet dies, dass während der Haarbehandlung zeitgleich die Persönlichkeitsthemen bearbeitet werden. Das ist gewährleistet durch Einzeltermine. Jede Kundin ist, insbesondere beim Persönlichkeitstraining, allein mit mir und völlig ungestört. Meine Aufmerksamkeit gehört in diesen zwei Stunden voll und ganz der Kundin und ihren Themen.

Das Jahrestraining beginnt mit der Basisarbeit der alternativen Haarbehandlung und der Persönlichkeitsarbeit. Hierunter fällt auch die Zielfindung für die Kundin. Die Ziele werden konkret und einfach formuliert. Kontinuierlich und unter verschiedenen Gesichtspunkten arbeite ich anschließend ein Jahr lang mit der Kundin an diesen Themen.

Für Kundinnen, die erst einmal wissen wollen, worauf sie sich überhaupt einlassen, biete ich die sogenannte Kombibehandlung an. Diese beinhaltet eine einmalige Haarbehandlung mit Persönlichkeitsarbeit im Umfang von zwei Stunden. Struktur, Inhalte, Zielrichtung sowie meine Arbeitsweise werden dabei deutlich. Natürlich ist es auch möglich, mehrere Kombibehandlungen nacheinander zu buchen. Diese ersetzen aber nicht die kontinuierliche Arbeit im Jahrestraining, da in den Kombibehandlungen keine Zielformulierung erfolgt und somit keine aufbauende Arbeit möglich ist.

Die Vielzahl und Unterschiedlichkeit meiner Praktiken setzt sich aus einem großen Erfahrungsschatz zusammen, den ich in mehr als zwanzig Jahren Persönlichkeitsschulung gewonnen habe. Meinen Werkzeugkasten und meine Methoden habe ich in dieser Zeit zusammengestellt. Dreh- und Angelpunkt ist für mich, dass meine Kundin den größten Nutzen hat und, wenn sie es wünscht, den Zugang zu ihrer Geschichte findet, um sodann neue Wege zu finden, um sich selbst (besser) zu verstehen, oder Möglichkeiten zu finden, ein gutes Leben zu haben mit Haut und Haaren.

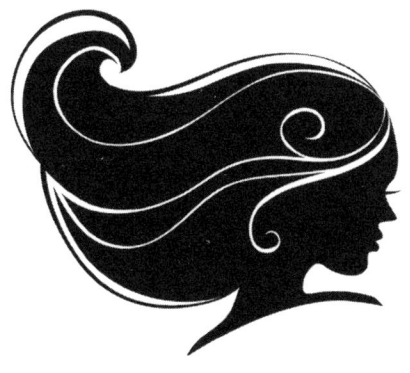

5.
Haargesundheit aus Sicht der integral arbeitenden Biofriseurin

Dies ist meine Sicht als Biofriseurin und Integralis-Beraterin, hier in zwei Quadranten dargestellt

Die Vielfältigkeit und Möglichkeiten aus der Sicht der Schönheit und ihre möglichen Auswirkungen (Bild 1).

Links oben/innere Themen: die innere Haltung zur Schönheit, persönliche Emotionen, die Einstellung und das Verantwortungsbewusstsein

Rechts oben/äußere Handlungen: das Anwenden von naturbelassenen Produkten, Pflanzenfarben, Tonerde, gesunde Ernährung und ein gesunder, achtsamer Umgang mit sich selbst und anderen

Links unten/das Innere: Dadurch ergeben sich Auswirkungen im Kollektiven, die die Persönlichkeit und die authentische, natürliche, äußerliche Gesamtausstrahlung und das achtsame Handeln im Miteinander, zum Beispiel mit Freunden, Kollegen und Nachbarn, betreffen.

Rechts unten/das Äußere: Diese Gruppen können neue natürliche Systeme bilden, zum Beispiel Schönheitswertesysteme, soziale und kulturelle Systeme sowie solche, die das Alter wertschätzen, und sind in ihrer Kraft nicht zu unterschätzen.

Diese Quadranten stehen unmittelbar miteinander in Verbindung und sind von links nach rechts zu lesen. Es gibt eine Wechselwirkung aller Quadranten, verändert sich einer, verändern sich alle anderen auch!

Kundinnen kommen meist über den Wunsch nach Pflanzenfarben und natürlichen Produkten und Haarbehandlungen zum Biofriseur.

Individuell innere Themen alternative Kundinnen	Individuell äußere Handlungen alternative Kundinnen
⊙ Emotionen, wie sich wohlfühlen mit …	⊙ natürlicher Haarschnitt (natürliche Schönheit)
⊙ Freude an …	⊙ brillante Pflanzenfarben
⊙ Einstellung: bewusster Konsum	⊙ naturbelassene Produkte
⊙ verantwortungsbewusste Einstellung zu …	⊙ Verfügbarkeit der natürlichen Ressourcen der Erde
⊙ Bereitschaft zu einem Wandel der Lebensführung durch Themen der Haar- und Hautpflege	⊙ ökologisches, nachhaltiges Handeln

Kollektiv Inneres der alternativen Kundinnen	Kollektiv Äußeres der alternativen Kundinnen
⊙ Freunde, Kollegen, Nachbarn	⊙ sozio-kulturelle Systeme, natürliche Schönheitssysteme, ökologische Systeme, Wertschätzung des Alters
⊙ Gleichgesinnte	
⊙ Krankheiten, die auch z. B. Haarverlust betreffen	⊙ Gesundheitssystem
⊙ Selbsthilfegruppen, Jahresgruppen	⊙ eigenverantwortliches Sozialsystem
	⊙ alternative Systeme im Alter
	⊙ gesundheitliches und Sozialsystem

Die 4 Quadranten der integralen Schönheit. Verändert sich einer, verändern sich auch alle anderen.
© Ingrid Theißen

Die Wertschätzung natürlicher Schönheit findet immer mehr Anhängerinnen. Sie bevorzugen natürliche Haarbehandlungen statt der herkömmlichen Chemiebehandlung. Wenngleich dies zunächst immer eine individuelle Entscheidung ist, bildet sich eine immer stärker werdende Gruppe, in deren Bewusstsein auch kulturelle, ökologische Schönheitsbilder relevant sind. Als alternative Biofriseurin unterstütze und beeinflusse ich in Wechselwirkung mit der Kundin Änderungen hin zu einer positiveren Lebensführung.

Dies zieht weitere Kreise. Denn viele kaufen zugleich in Bioläden ein oder bei kleinen Einzelhändlern, beziehen Ökostrom, nutzen Car-Sharing oder nehmen für kurze Strecken das Fahrrad als Verkehrsmittel. Sie achten auf einen sparsamen Verbrauch von Papier und verhalten sich umweltfreundlich im Alltag. Sie haben eine lebensbejahende Grundeinstellung und wissen, dass sie nicht der Nabel der Welt sind. Kundinnen mit diesem Bewusstsein haben eine höhere Bereitschaft, bei sich selbst hinzusehen, was im Argen liegt, und dies bei sich selbst zu verändern, ohne andere für ihre Situation verantwortlich zu machen.

Frauen mit grauen oder weißen Haaren sind immer häufiger zu sehen. Und immer öfter tragen sie ihre natürliche Haarfarbe mit Anmut. Erfahrene Menschen, die eine liebevolle Ausstrahlung haben, haben auch einen Blick für die Jugend und deren Wünsche. Aus dieser Achtung heraus erwächst eine neue Wertschätzung für jedes Alter, mit Blick auf und Anregungen für soziale und gesellschaftliche Systeme, die Alter und Altern gänzlich anders behandeln. Junge, achtsame Menschen achten erfahrene Menschen und können einen Nutzen daraus ziehen, wie auch erfahrene Menschen junge Menschen achten in ihrer Andersartigkeit und ihrem Streben, die Welt neu zu entdecken und ihre Ideale zu verwirklichen.

Individuell
Innen Friseur/in

1. Konsequente ganzheitliche Einstellung zur Haarbehandlung, Naturellberatung, Ernährungsberatung, Aufzeigen von Wegen aus Abhängigkeiten, z. B. Co-Abhängigkeiten/Haarausfall

2. Entspannung bei der Haarbehandlung

3. Haltung/Einstellung im Friseurhandwerk

4. Intuitives, Vision, ökologisches, nachhaltiges Denken

5. Wunsch nach konsequenter fachlicher und persönlicher Weiterbildung

Individuell
Außen Friseur/in

1. Beratung und konsequentes ganzheitliches Ausführen der Haarbehandlung, Coaching, Beratung aus Abhängigkeiten, Visualisierungsarbeit, Körperarbeit, systemisches Arbeiten, Jahrestrainings mit Fachthemen

2. Anbieten von entspanntem Haarewaschen im Liegen

3. Haarschnitt (natürliche Schönheit)

4. handwerkliches Geschick

5. Verwenden von Pflanzenfarben, Naturprodukten und deren Weiterentwicklung, Auswahl nachhaltiger Lieferanten

6. Seminare zu konsequentem Fach- und Persönlichkeitscoaching

Kollektiv
Inneres Friseur/in

⊙ Kollegen

⊙ Kunden, z.B. alternative Gruppen Gleichgesinnter

⊙ Wunsch nach Vernetzung mit Handwerkskollegen, gleichgesinnten Aktivisten, Frauen-/Männergruppen etc.

⊙ Streben nach gemeinsamem Fortschritt, Sicherheit und Zugehörigkeit

Kollektiv
Äußeres Friseur/in

⊙ Wertesystem

⊙ Schönheitssystem

⊙ Umweltsystem

⊙ Ziel z. B. Zusammenschluss integral arbeitender Handwerksbetriebe

⊙ Weiterentwicklung des ökologisch-ökonomischen Systems, mögliche Entwicklung neuer Altersvorsorgesysteme

Dies ergibt eine Wechselwirkung mit alternativen Friseuren. Die Grafik zeigt viele Möglichkeiten, die nicht alle von jedem alternativen Friseur abgedeckt werden.

Kunden und alternative Friseure befruchten sich durch stete Wechselwirkung. Kunden erkennen in der Regel schnell, ob sie es mit einem Trittbrettfahrer zu tun haben oder ob es einen authentischen Hintergrund gibt. Handwerkliches Geschick, Multiperspektivität und echte Wertschätzung, emotionale Reife, Festigkeit, Wissen und Stärke sind unabdingbar. Abhängig von der individuellen Haltung des Friseurs, wird sie/er auch Kunden anziehen, die zu ihrem/seinem Bild passen.

Dieses Modell ist absolut vereinfacht dargestellt. Ihm liegt zugrunde, dass all unser Leben und Handeln von zwei Komponenten bestimmt wird: einem göttlichen Schöpfer und dem freien, individuellen Willen. Gott als Schöpfer hat uns unendliche Schönheiten geschenkt: die Vielfalt des Lebens, den Reichtum der Natur und die Individualität eines jeden Menschen. Jeder einzelne Quadrant kann wieder als Holon, linear und in Wechselwirkungen verstanden und aufgeführt werden. Dies näher auszuführen, würde hier aber zu weit führen.

Die eigene natürliche Schönheit zu akzeptieren heißt, der Entwicklung von Körper, Geist und Seele dem jeweiligen Lebensabschnitt gemäß respektvoll zu begegnen. Dies geschieht beispielsweise durch Disziplin, gesunde Nahrung sowie eine wohlwollende, nährende Lebensweise, ausreichend Bewegung und ein gutes soziales Umfeld in einem funktionierenden gesellschaftlichen System. Dies

---

Quadrant der integralen Wechselwirkungen bezogen auf den Friseur: Verändert sich einer, verändern sich auch alle anderen.
© Ingrid Theißen

alles zusammen bietet jedem Menschen gute Chancen, stets über eine ausgeglichene und freundliche Ausstrahlung und somit auch über schönes natürliches Haar entsprechend seinem Naturell zu verfügen. Zu all dem gehört meines Erachtens untrennbar, in Dankbarkeit zu leben und auch vergeben zu können. Hierbei geht es aber nicht um Vollkommenheit, sondern um Entwicklung.

Gesunde Frauen, die ihre natürliche Schönheit mit natürlichen Mitteln unterstützen, etwa ihre Haare in ihrer Naturfarbe tragen oder brillante Pflanzenfarben nutzen, zudem an ihren inneren Haltungen und mit einfachen Mitteln an ihrer lebendigen Entwicklung arbeiten, fördern auf diese Weise zugleich ihre Kernkompetenzen und können diese weitergeben an die Menschen, die es wünschen und brauchen. Meiner Ansicht nach sind diese Frauen absolute Vorbilder. Denn sie sind achtsam, also kann sich ihre Schönheit stets voll entfalten, und zwar in jedem Alter. Sie strahlen von innen heraus.

Fragen Sie sich doch einmal, wie Sie sich wohlfühlen würden in Gemeinschaft mit Menschen, die den Blick auf das Schöne gerichtet haben, die lebensfroh und voller Hoffnung sind. Mit solchen Menschen geht man in der Regel gerne Verbindungen ein. Es ist möglich, dass man sich zusammenschließt, Gruppen gründet und sich zugehörig fühlt. Dies kann bereits in der Herkunftsfamilie geschehen, oftmals in Wahlfamilien. Größer werdende Gruppen mit neuen Sicht- und Handlungsweisen können neue soziale Ordnungen schaffen. Dies wird beispielsweise relevant mit Blick auf Fragen des Grundeinkommens, der Alterssicherung und so weiter.

Der Bogen, den ich hier spanne, ist weit. Als Biofriseurin nutze ich den Wunsch der Kundin, über die Haarbehandlung hinaus auch über andere Fragen nachzudenken. Denn mit ihrem Besuch bei mir ist oftmals eine erkennbare Unzufriedenheit mit Bestehendem verbunden. Wenn dies der Fall ist, gehe ich als Integralis-Beraterin davon aus, dass die Auseinandersetzung mit dem eigenen Äußeren, etwa den Haaren, den Zugang zum Inneren sowie zu einer persönlichen Veränderung eröffnet.

Grundsätzlich lassen sich folgende vier Bereiche unterscheiden, die alle miteinander in Wechselwirkung stehen:

a) Innere Haltung zu den eigenen Haaren: Einstellung zu Haar- und Hautgesundheit, alternativen Pflegemethoden, Ernährung und Annahme – oder Ablehnung – der eigenen Haare

b) Äußeres Bild der eigenen Haare, etwa Umgang mit Haarpflege, Haarschnitt und -länge, Pflanzenfarben für schöne Haare

c) Kollektive innere Haltung zu Haaren, etwa zu Haarfarben und Haarschnitten von Partnern, Familienangehörigen, Freunden/ Freundinnen, Kollegen und Nachbarn, auch im Krankheitsfall und so weiter, und deren Wechselwirkung

d) Kollektive äußere Sicht der Haare: Umweltschutz, ökologisches Bewusstsein, alternatives Denken, Systemwechsel, nachhaltiges und ressourcenschonendes Handeln, etwa beim Einkaufen, für mehr Wertschätzung uns selbst und anderen gegenüber, mit Verantwortung für unsere Nachkommen
Ich will dies im Folgenden näher ausführen.

a) Die innere Einstellung zu Haar- und Hautthemen, wie alternative Pflege, gesunde Ernährung und Selbstannahme der eigenen Haare, steht immer auch in Wechselwirkung mit dem Selbstverständnis des Friseurs.

Die innere Einstellung zum Pflegebewusstsein hilft den Haaren und der Haut. Würden Sie ein Seidenkleid oder einen Wollpullover jeden Tag waschen? 365 Tage im Jahr? Und ihn dann nach dieser Waschprozedur an Silvester anziehen? Stellen Sie sich das einmal vor! Haare sind ein Teil von uns, und es wird sichtbar, wie wir mit unseren Haaren und uns selbst umgehen. Was steckt dahinter, jeden Tag die Haare waschen zu wollen? Haut und Haare brauchen achtundvierzig Stunden, um sich von einer Haarwäsche zu erholen. Denn sie benötigen eine Rückfettungszeit im normalen Kontext sowie den Glauben, dass die Haare sich wieder selbst regenerieren – mit einem Shampoo, das gute Basisinhalte vorweisen kann und die Haare nicht überpflegt. Hier gilt: Weniger ist mehr! Weniger häufig waschen reicht völlig aus, schont die Haare und außerdem die Umwelt. Die meisten Shampoos können zudem auch verdünnt werden.

Von Spülungen halte ich nichts. Sie werden bei der Verwendung von Pflanzenfarben übrigens auch gar nicht benötigt. Festiger und Haarspray sind ebenso gänzlich überflüssig. Was für eine Logik steckt darin, die Haare erst auf chemischem Wege weich zu machen, um sie sodann wieder künstlich zu härten? Haare wollen überhaupt nicht so beklebt werden.

Perfektion kann sich dadurch bemerkbar machen, dass die Haare in immer kürzeren Zeitabständen gefärbt werden sollen. Zum einen wandeln sich die Haare und können Grauschübe bekommen und zum anderen darf nach Meinung mancher Kundinnen und Friseure kein Millimeter der eigenen Farbe herausschauen.

b) Die meisten Kundinnen kommen mit dem Wunsch nach Pflanzenfarbe zum Biofriseur. Ich arbeite konsequent mit Pflanzenfarbe. Deren Möglichkeiten sind zwar vielfältig, aber begrenzt. Das Spektrum dessen, was sich farblich erreichen lässt, ist am besten zu nutzen, wenn man die Naturfarbe der Kundin herausarbeitet und sie mit Pflanzenfarbe brillant unterstreicht. Leicht ergrautes Haar zum Beispiel wirkt dann oft, als habe es natürliche Strähnen. Denn die Pflanzenfarbe wirkt genau dort, wo die Haare ergraut sind, intensiver, während bei der noch verbliebenen Naturfarbe mehr Glanz hervorkommt. Somit ergibt sich ein natürliches Gesamtbild, und der nachwachsende Haaransatz ist nicht mehr so sichtbar.

Strähnen mache ich persönlich aus diesem Grund in meiner Praxis grundsätzlich nicht. Sie verzerren meiner Ansicht nach das Naturell in seiner Erscheinung und verfälschen die Aussage der Charakterzüge, der Ressourcen und das Gesamtbild.

Wenn ich direkt mit dem Haar beziehungsweise mit der Haarfarbe arbeite, ist dies für jeden sofort sichtbar. Viele Frauen bekommen daher unmittelbar ein Feedback, wenn ihre Haarfarbe sich ändert.

Mein Ziel ist es, dass meine Kundinnen ihrem Naturell entsprechend mit sich – ihrem Körper, ihrem Geist, ihrer Seele und ihren Haaren – eins sind und sich wohlfühlen.

Frauen, die dies beherzigen, gehen achtsam mit sich um. Dies führt häufig dazu, dass sie zu einer gelassenen, freundlichen Ausstrahlung (zurück-)finden. Sie streben folglich immer öfter nach Berufen, die sie ausfüllen, und vermeiden das Hamsterrad, das von innen aussieht wie eine Karriereleiter. Manche Akademikerin entscheidet sich beispielsweise lieber dafür, keinem Druck mehr ausgesetzt zu sein, und eröffnet ein gemütliches Café in der Provinz. So nutzt sie ihre Anlagen, um sich selbst ein gutes Leben zu ermöglichen. Sie braucht die Anerkennung von außen oft nicht mehr. Weder durch eine überzogene Haarfarbe noch durch überzogene Leistung.

Diese Frauen, ebenso wie die Biofriseure, achten auf faire Handelsbedingungen für die Menschen in den Erzeugerländern der Pflanzen, aus denen die Farbe gewonnen wird. Nachhaltig denkende

Lieferanten von Pflanzenfarben verhalten sich gleichermaßen. Beispielsweise ist Henna in einer bestimmten Qualität nicht mehr verfügbar, wenn die Ernte auf Kosten anderer Ressourcen gehen könnte.

c) Eine kollektive innere Haltung zu alternativer Haarbehandlung ist zurzeit noch keine Selbstverständlichkeit. Haarfarben und Haarschnitte werden von Partnern, Familie, Freundinnen, Kollegen und Nachbarn oft wohlwollend oder auch kritisch beachtet. Denn Frisuren, die das Naturell, also die Natur im besten Sinne unterstreichen, wie auch Veränderungen der Farbe hin oder besser zurück zur eigenen Haarfarbe, können beim Gegenüber etwas auslösen.

Denn der Verzicht auf chemische Haarfarbe geht in der Regel oft einher mit einem Bewusstseinswandel bis hin zum Verzicht auf übermäßigen Konsum. Angestrebt wird stattdessen eine natürliche Lebensweise und also auch mehr Persönlichkeit. Wenn Haare wieder wie Haare aussehen, macht dies neugierig, weckt Interesse, und weitere Menschen aus dem Umfeld lassen sich auf eine alternative Haarbehandlung ein. Konsequent Pflanzenfarben zu verwenden und diese mit gutem Gewissen zu nutzen, wirkt sich wohltuend aus und steigert die Lebensqualität. Auch dies sind deutliche Signale, die gesehen werden.

Immer öfter nehme ich wachsende Gruppen Gleichgesinnter wahr, die sich zusammenschließen, um gemeinsam in ihrem Umfeld und Lebenszusammenhang Dinge zu verändern.

Sich wieder auf die Einfachheit und die Natürlichkeit zu besinnen und sich auch darauf zu beschränken, wirkt sich auf die Umwelt, die Erde und unsere Ressourcen aus.

Ein weiteres Beispiel ist der Umgang mit Krankheiten. Ist eine Frau krank und verliert ihre Haare, ist es für ihr Selbstwertgefühl und somit ihre Heilung eine wichtige Erfahrung, wie ihr unmittelbares Umfeld darauf reagiert. Dessen Einstellung wird ihr dann entweder Kraft geben oder nehmen. Oft finden diese Menschen dadurch auch zur alternativen Haarbehandlung.

Ein kollektives inneres Thema können auch generationenübergreifende graue Haare sein, wenn sie in jungen Jahren auftreten. Die Großmutter und die Mutter waren früh ergraut, ebenso die Tochter, die jetzt zu mir als Kundin in meine Praxis kommt. Im Familienkontext kann dies bedeuten, dass es möglicherweise unbearbeitete Themen gibt, die mit den Anteilen der weiblichen Seite zu tun haben. Daher überlege ich dann gemeinsam mit der Kundin, welche Eigenschaften sie mit ihrer Mutter teilt. So lässt sich herausfinden, welche Themen generationenübergreifend sind und angeschaut werden wollen. Ist dies klar, können sie benannt, bearbeitet und schließlich losgelassen werden. Meine Erfahrung ist: Je mehr sich die Kundin damit beschäftigt, desto authentischer ist der Umgang miteinander in der Familie.

Je mehr Menschengruppen, etwa auch alternativ und nachhaltig arbeitende Friseure, ihre Haltungen teilen und ihre gemeinsame Energie und Stärke, je mehr sie ihr kollektives Wissen nutzen und sich dadurch gegenseitig unterstützen, desto mehr lässt sich insgesamt erreichen.

d) Alles, was wir unseren Haaren antun, tun wir auch unserer Umwelt an. Und das meine ich diesmal nicht im ästhetischen Sinne, wenngleich auch diese Dimension durchaus bedacht werden will. Viel weitreichender als Fragen des optischen Eindrucks sind Nachhaltigkeit und Fairness, insbesondere auch für unsere Umwelt. Alternativ wirtschaftlich, nachhaltig denkende Lieferanten beispielsweise legen Wert darauf, die Ökosysteme zu schützen, auf die sie angewiesen sind. Pflanzenfarbe ist nun einmal ein Naturprodukt und deshalb eben nicht immer in beliebiger Menge für uns verfügbar. Sofern wir uns bewusst werden, um welchen Preis wir sie erhalten. In Teilen Afrikas reichen mitunter die Wasservorräte nicht aus, um die Pflanzen zu bewässern, aus denen Farbe gewonnen wird. Zusätzlich kann man sich klarmachen, dass die einheimische Bevölkerung oft Fußmärsche von bis zu drei Stunden auf sich nehmen muss, um einen Krug Trinkwasser zu erhalten, da es in ihrer unmittelbaren Umgebung einfach nicht genug Wasser gibt.

Das kann dazu führen, dass verantwortungsvoll handelnde Lieferanten diesem Umstand Rechnung tragen und alternative Friseure bestimmte Farben vorübergehend nicht bekommen können. Meist lassen sich viele Farben allerdings durch gute Mischungen ersetzen. Hier zeigt sich dann auch die Kunst der Friseure, im Rahmen der Möglichkeiten das Farbbild zu halten oder zu verbessern.

Es kommt aber zunächst darauf an, die Zusammenhänge von Ökologie und Ökonomie, Natur und Konsum zu achten und die Lebensgrundlagen anderer Menschen - wie auch unsere eigenen - zu schonen. Hat man sich dies einmal bewusst gemacht, folgt daraus zwangsläufig ein neues, anderes Denken und Handeln. Beispielsweise ein anderes Einkaufen, das mehr Wertschätzung zeigt uns selbst und anderen gegenüber ebenso wie Lebensmitteln, Produkten jedweder Art und damit den zugrunde liegenden Ressourcen gegenüber. Wie wir heute mit ihnen umgehen, wirkt sich unmittelbar auf das Leben unserer Nachkommen aus.

Menschen, die dieses Denken teilen, suchen - und finden - früher oder später Gleichgesinnte und schließen sich zu Gruppen, Netzwerken, Vereinen zusammen, um diese neuen Werte zu leben. Die so gebündelten Kräfte können wiederum Energie freisetzen und bilden die Basis für dauerhafte Veränderungen. Ein Prozess kommt in Gang. Getragen vom Gedanken der Nachhaltigkeit und der Mitverantwortung für diese Welt, können diese Interessengruppen Vorbilder sein. Denn letztlich liefern sie die Beispiele dafür, wie sich umweltbewusst und dennoch sehr gut leben und etwa verantwortungsvoll "grünes Geld" verdienen lässt.

Jeder Einzelne ist eingeladen, kritisch zu denken, sein Konsumverhalten zu hinterfragen und sich über die Spielregeln unseres Wirtschaftssystems Gedanken zu machen. Ein weiterer wesentlicher Schritt zu neuen Wegen ist der Mut, risikobereit zu leben, Neues auszuprobieren, kreativ zu sein und auch Grenzen zu ziehen, sich selbst und anderen gegenüber. Denn wir Menschen haben auch Schattenseiten. Diese bewusst zu machen, sie anzusehen und jeweils die eigenen Schattenseiten zu transformieren und zu integrieren, ist ein weiterer wesentlicher Bestandteil auf dem Weg zu einem stabilen "grünen Wertesystem".

Inhalte neuer Wertesysteme können unter anderem eine wache Präsenz im Jetzt sein. Berufskompetenzen, Sozialkompetenz, emotionale Kompetenz, Konfliktkompetenz, Wirtschafts-, Umwelt-, Unternehmerkompetenz. Flexibilität, Wandlungskompetenz und Vertrauen in die eigenen Fähigkeiten sind genauso wichtig wie Chaos und Struktur: Es gilt letztlich immer, Verantwortung zu übernehmen und weiterzumachen.

Wünschenswert sind für die Zukunft Systeme, die dem Wohle möglichst vieler Menschen dienen und die es Menschen ermöglichen, in Würde zu leben. Daher brauchen wir schon heute einen anderen, verantwortungsbewussten, nachhaltigen Umgang mit unseren Ressourcen. Andernfalls merken wir es über die Haarspitzen hinaus.

Die alternative Haarbehandlung bietet somit vielfältige Möglichkeiten, sehr schnell und auch äußerst präzise zu erfassen, welche individuellen Kernthemen es in Verbindung mit den Haaren jeweils gibt, so dass stets ein gutes Ergebnis für die Kundin erzielt werden kann.

Ist es die **innere** Einstellung, ein inneres Erleben?

Oder ist es das **Äußere,** der Haarschnitt oder die Pflanzenfarbe, der sie dazu bewegt, alternative Friseure auszuprobieren?

Wie groß ist das **kollektive Innere,** die Beeinflussung durch Partner, Familie, Beruf?

Wo überall verändert sich durch das **kollektive Äußere** das Umweltsystem, und was bedeutet dies auch für den Friseur?

Verantwortungsvolles Denken und Handeln von möglichst vielen von uns wirkt sich mittelbar und unmittelbar aus und beeinflusst beispielsweise das Preisleistungssystem, das Ökosystem, das Wertesystem.

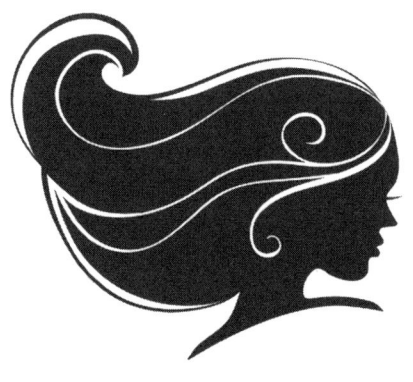

6.
Mein Weg zur integralen Haarbehandlung

Die Haare wachsen auf dem Kopf. – Das ist objektiv betrachtet zutreffend und dennoch eine oberflächliche Sichtweise. Denn die Haare sind auch ein zuverlässiger Spiegel dessen, was im Kopf passiert, was den Menschen tief in seinem Innern bewegt und beschäftigt. An den Haaren lässt sich vieles ablesen. Und mit den Haaren lässt sich folglich auch eine Menge mehr pflegen und behandeln als nur Äußeres: die Emotionen, die Charaktereigenschaften, die eigene Geschichte, die Seele.

Schon während meiner Ausbildung zur Friseurin 1975 war es mir oft möglich, die Lebenszusammenhänge meiner Kunden an ihren Haaren abzulesen. Bei Frauen, die beispielsweise ihre Haarfarbe häufig wechseln, ist oft auch eine innere Unzufriedenheit zu erkennen. Bei Männern spiegelt sich dies etwa in der Entscheidung, einen Bart zu tragen oder ihn abzurasieren. Meine Kunden waren überdies geneigt, sich mir gegenüber leicht zu öffnen. So konnte ich sie unkompliziert erreichen und mit ihnen reden.

Basierend auf diesen Erfahrungen habe ich jahrzehntelang daran gearbeitet, meine Kenntnisse zu vertiefen und weiterzuentwickeln. Entscheidenden Anteil daran hatte Daniela Schwan. Sie ist die Mutter der holistischen biologischen Natur-Friseurbewegung im deutschsprachigen Raum. Ihr Salon "Transparenz – Zentrum für gesundes Haar", den sie gemeinsam mit ihrem Geschäftspartner Michael Rogall (der später das Geschäft verließ) führte, war das erste konsequent ganzheitliche Friseurgeschäft dieser Art in Deutschland. Viele Seminare für engagierte Friseure mit einer neuen Denk- und Sichtweise wurden hier entwickelt und gehalten. Es waren ja erst einmal nur wenige, später wurden es mehr.

Meiner Zeit bei "Transparenz" verdanke ich den Großteil meiner Inspiration und den Anstoß zu eigenständiger Arbeit hinsichtlich ganzheitlicher Haarbehandlung, Ernährung, Antlitzdiagnose und Ökologie. Drei Jahre absolvierte ich ein intensives Programm. Aus dem tagtäglichen Learning by Doing mit Haut und Haaren und mehrschichtigem alternativem Wissen entwickelte sich später noch eine Zusammenarbeit mit Heilpraktikern, Ernährungsberatern, Therapeuten und Ärzten.

Gern hätte ich hier im Sinne des Wohlbefindens die Psyche noch mehr integriert, was jedoch leider nicht möglich war. Immer wieder hieß es, Basisarbeit, Konzentration auf das Wesentliche (ganzheitliche Haarbehandlung). Mir war klar, die Arbeit auf der psychosozialen Alltagsebene ist eine sehr gute Ergänzung zur alternativen Haarbehandlung, Ernährungsberatung und Antlitzdiagnostik. Sie bietet die Möglichkeit, darauf aufbauend eine Persönlichkeitsentwicklung anzuschließen. Denn wesentlich geht es im Leben immer auch darum, einen Ausgleich zwischen Beruf und Privatleben herzustellen. Daraus konnte ich später mein eigenes Modell entwickeln.

Durch die Arbeit an mir selbst und die intensive Beschäftigung mit Wegen aus Abhängigkeiten, auch mit dem Thema Co-Abhängigkeit, gelangte ich mehr und mehr zu der Einsicht, dass mir die alternative Friseurarbeit allein nicht ausreichte.

Um meine Einsichten und Erfahrungen professionell anwenden zu können, habe ich zusätzlich eine dreijährige Ausbildung zur Integralis-Beraterin nach den Grundsätzen von Ken Wilber absolviert. Diese Ausbildung, die körperorientiert, systemisch und transpersonal ausgerichtet ist, befähigt mich, den Menschen so zu unterstützen, dass er mittels Beratung und Übungen seine Kernkompetenzen stärkt. Damit einher geht zugleich, dass seine Ausstrahlung sich mit Haut und Haaren entwickelt und dies auch äußerlich sichtbar wird.

Die gelebte oder ungelebte Herzensbildung beispielsweise ist an der Haut und an den Haaren erkennbar. Sie wird einerseits deutlich durch ein Strahlen im Gesicht und in den Augen beziehungsweise andererseits durch einen stumpfen, verletzten Ausdruck im Blick, der sich mit den Jahren im Gesicht und in den Haaren verfestigt und dann sehr deutlich sichtbar wird. Äußere Schönheit, soziale Kontakte und Beziehungen, emotionale Befindlichkeiten und Störungen, aber ebenso auch wirtschaftliche Themen, finanzielles Auskommen, berufliches Fortkommen – all das steht in ständiger Wechselwirkung zueinander.

Dank

Dieses Buch überhaupt schreiben zu können, verdanke ich in erster Linie Gott. Und meinem Sohn Philipp, der vieles mitgetragen hat und einiges entbehren musste.

Ich danke meinen Kunden, die mich immer wieder ermutigt haben, die Geschichten aufzuschreiben und zu veröffentlichen; meinen Freunden, die mich vielfältig unterstützt haben: Manfred Gäb und Doris Over, Prof. Dr. Wilhelm Schwedes, Dr. Udo Schamell; Integralis Hamburg und Integralis Kassel, insbesondere Doro Kuring, Jochen Tetzlaff und allen, die mir zur Seite gestanden haben.

Über die Autorin

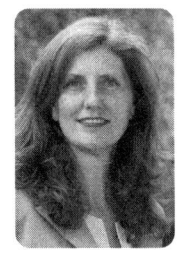

Ingrid Theißen, geb. 1960 in Köln, Friseurmeisterin seit 1985, arbeitet seit 1998 alternativ. 2002 eröffnete sie als eine der Ersten in Deutschland ihre konsequent biologisch ausgerichtete Haarpraxis. Verschiedene Zusatzausbildungen und -qualifizierungen, insbesondere die Ausbildung zur Integralis-Beraterin, bilden die Basis für ihre einzigartige Herangehensweise und die Vereinigung scheinbarer Gegensätze: ganzheitliche Haarbehandlung und Persönlichkeitsentwicklung. Von Beginn an wird ihre Arbeit von den Medien begleitet, etliche Auftritte in TV und Rundfunk, Vortrags- und Seminartätigkeit im In- und Ausland.

www.biofriseurin.de

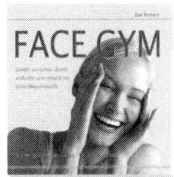

Zoé Kertesz

Face Gym

Jünger aussehen durch einfache und natürliche Gesichtsgymnastik

136 Seiten, Klappenbr.
ISBN 978-3-89845-240-3
€ [D] 17,90

Doppelkinn, Krähenfüße, Hängebacken ... verschwinden. Sie brauchen nur Ihr Gesicht richtig in die Hand zu nehmen! Haben Sie noch Zweifel? Verziehen Sie das Gesicht, und rümpfen Sie die Nase? Dann sind Sie schon mitten im Training.

Dieses Buch zeigt Ihnen mit einfachen und wirkungsvollen Übungen, wie Sie ohne Schönheitschirurgie die Elastizität, die Besonderheiten und die Form Ihres Gesichts bewahren können. Behandeln Sie Ihr Gesicht nicht schlechter als den Rest Ihres Körpers. Soll es doch ruhig auch ein bisschen Face Gym machen, um seine natürliche Ausdruckskraft und jugendliche Frische zu bewahren!

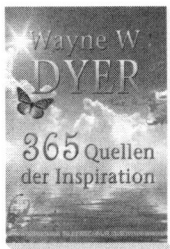

Wayne W. Dyer

365 Quellen der Inspiration

Lebe deine Inspiration!
Wayne W. Dyer, der weltweit bekannte Lebensberater, hilft Ihnen, Ihre Inspiration bewusst zu aktivieren, damit sie zu einer kraftvollen Energie in Ihrem Leben werden kann. Die Botschaft dieses Buches ist klar: Inspiration ist für alle da. Sie ist nicht reserviert für Einzelne, sondern Ihr Geburtsrecht, man muss sie erfahren und erfühlen. Jede Seite dieses wahrhaft inspirierenden Buches bringt Sie einen Schritt näher an ein Leben, in dem Tag für Tag mehr Wunder wahr werden ...

384 Seiten, broschiert,
durchg. farbig
ISBN 978-3-89845-300-4
€ [D] 16,90

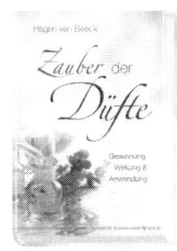

Hagen van Beeck

Zauber der Düfte

Gewinnung, Wirkung und Anwendung

272 Seiten, 4-farbig,
gebunden
ISBN 978-3-89845-431-5
€ [D] 16,95

Erleben Sie den Zauber der Düfte und entdecken Sie, wie Sie Duftmischungen für die perfekte Wohlfühlstimmung im Wohn- und Arbeitsbereich herstellen. Kreieren Sie Parfüms und Liebesdüfte und unterstützen Sie Ihre Schlankheitskur mit ätherischen Ölen.

Hagen van Beeck präsentiert die Vielfalt der ätherischen Öle, ihre Heilwirkung und Psychologie, ihre Geschichte und astrologische Bestimmung sowie ihren mystischen Hintergrund. Erfahren Sie, warum Pflanzen ätherische Öle produzieren, wie die Öle aus den Pflanzen gewonnen werden und wie sie auf den Menschen wirken.

Viele praktische Ratschläge helfen Ihnen, Ihr Leben mit diesen wunderbaren Mitteln der Natur zu bereichern.

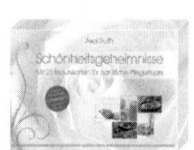

Axel Ruth

Schönheitsgeheimnisse

28 Beautykarten für natürliche Pflegerituale

28 Rezeptkarten mit Begleit-
buch, 96 Seiten broschiert,
inkl. Musselintuch in Box
ISBN 978-3-89845-271-7
€ [D] 19,90

Der Moderator und Beauty-Experte Axel Ruth lüftet in diesem Buch die Geheimnisse der Schönheitspflege. Er stellt neben Kleopatras Schönheitsritualen auch die von zahlreichen Prominenten vor.
Die 28 Karten ermöglichen eine intuitive Wahl sowie eine schnelle Zubereitung wertvoller Pflegerezepte.
Althergebrachtes – neu interpretiert und zelebriert. »Einfach und unkompliziert eben«, so hat Axel Ruth das Set gestaltet für schön-heits- und naturbewusste Menschen, die sich einfach auch einmal Zeit für sich und besondere Beauty-Rituale nehmen möchten ...

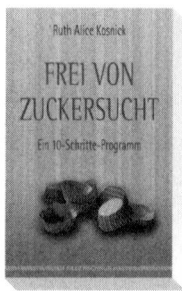

336 Seiten, broschiert
ISBN 978-3-89845-327-1
€ [D] 16,90

Ruth Alice Kosnick

Frei von Zuckersucht

Ein 10-Schritte Programm

Worin besteht der Unterschied zwischen Naschen und zwanghaf-tem Essverhalten? Wann fängt die Sucht an, und wie lernt man, aus diesem Teufelskreis auszusteigen?
Mithilfe des inneren Mentors und durch ein geführtes Programm, bei dem Selbsterfahrung und Bewusstwerdung im Mittelpunkt stehen, hat die Autorin einen Weg der Selbstheilung entwickelt, der essen-ziell ist für alle, die sich von psychisch-seelischen Abhängigkeiten befreien wollen. Dieser neue Ansatz beleuchtet das Thema Kontroll-verlust zum ersten Mal aus ganzheitlicher Perspektive. Der Kontakt zum inneren Mentor kann so zu mehr Klarheit und Heilung führen.

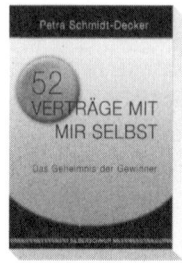

160 Seiten, broschiert,
2-farbig
ISBN 978-3-89845-302-8
€ [D] 14,90

Petra Schmidt-Decker

52 Verträge mit mir selbst

Das Geheimnis der Gewinner

52 VERTRÄGE MIT MIR SELBST wirken wie eine unerwartet positive Nachricht: Sie bekommen bereits beim Lesen gute Laune, werden zuversichtlich, strahlen aus, dass auch Sie das Gewinner-Gen in sich tragen. Dieses Buch zeigt Ihnen, wie Sie es aktivieren können.
Das lang gehütete Geheimnis, wie man Angst, Unsicherheit, Nie-dergeschlagenheit in Zuversicht, Optimismus, Lebensfreude, in Mut, Energie und Anerkennung umwandelt, wird hier zum ersten Mal gelüftet.

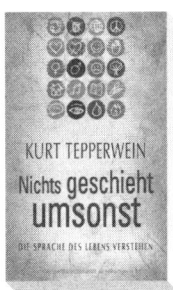

176 Seiten, broschiert
ISBN 978-3-89845-412-4
€ [D] 12,65

Kurt Tepperwein

Nichts geschieht umsonst

Die Sprache des Lebens verstehen

Alles, was uns begegnet, und alles, was uns widerfährt, sind Botschaften des Lebens, die uns etwas Wichtiges mitzuteilen haben. Das Leben spricht ständig zu uns, allerdings müssen wir die Sprache des Lebens erst erlernen. Wenn Sie diese Sprache beherrschen, ist es Ihnen sogar möglich, die Botschaften des Lebens gezielt abzufragen. Sie können alle Erfahrungen und die verschiedensten Arten von Hinweisen optimal für sich nutzen, um ein erfolgreiches, erfülltes und gesundes Leben zu führen. Ein Buch, das sich mit allen Alltagsthemen auseinandersetzt und keine Fragen offenlässt.

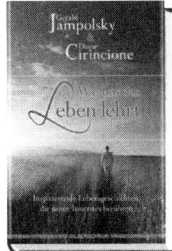

248 Seiten, gebunden
ISBN 978-3-89845-318-9
€ [D] 19,90

Gerald Jampolsky & Diane Cirincione

Was uns das Leben lehrt

Inspirierende Lebensgeschichten, die unser Innerstes berühren

Nur wenige beherrschen die Kunst, spirituelle Weisheiten so zu vermitteln wie die Bestsellerautoren Gerald Jampolsky und Diane Cirincione. In diesem Buch benutzen sie die hawaiianische Tradition des »Geschichtenerzählens«.
Egal, um welches Thema es geht – Angst, familiäre Wurzeln, das Heilen des Körpers oder unsere Ansichten zu Leben und Tod –, durch alle Geschichten zieht sich ein einfühlsames Mantra spiritueller Schlüsselkonzepte.
In diesen berührenden Geschichten teilen die Autoren ihre spirituellen Erfahrungen mit uns und regen dazu an, dem eigenen Weg zu folgen.

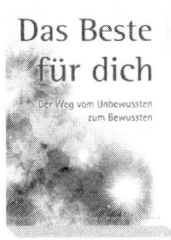

192 Seiten, broschiert
ISBN 978-3-89845-393-6
€ [D] 14,95

Gabriele~Saskia Drungowski

Das Beste für dich

Der Weg vom Unbewussten zum Bewussten

Öffnen Sie die Tür zu Ihren innersten Räumen, in denen Sie Erstaunliches über sich selbst und Ihre Beziehungen erfahren. Dieses Wissen hilft Ihnen, sich selbst wahrhaft zu erkennen und zu verstehen, dass Sie verantwortlich für Ihr Leben sind. Mit diesem Verständnis können Sie nicht nur Ihr eigenes Leben in die Hand nehmen, sondern auch die Welt verändern.
Die praktischen Anleitungen, Übungen und Meditationen in diesem Buch unterstützen Sie zu begreifen, wer Sie eigentlich sind. Dank dieses Wissens stehen Sie am Anfang einer ungeahnt tiefen Bewusstheit, die alles umfasst, was Sie für Ihr Leben und Ihren eigenen Weg benötigen.